今晚就秒睡！

血液循環顧問 片平健一郎
安眠博士 大谷憲

三悅文化

最近
睡得還好嗎？

「總是難以入眠」

「中途醒來好幾次」

「白天經常感到嗜睡」

有著這些煩惱的人要注意了。

這是身體發出的

危險警訊。

「我每天都睡得很沉，應該沒有問題」的人也千萬不可大意。

因為疾病是睡眠時形成的。

優質的睡眠可促進細胞再生，
打造健康的身體；

劣質的睡眠會加速癌細胞增殖，
讓身體生病。

儘管同樣都是睡眠，
結果卻是完全相反。

想要一生不為疾病所擾，
擁有健康身體的話，
就得
改變睡眠品質。
為此，
不可欠缺的關鍵是
血液循環。

只要改變血液循環，
任誰都能夠睡得香甜，
讓身體變得健康。

今天就趕緊整頓血液循環，
開始睡眠效能１００％的
「最佳睡眠」吧。

最佳睡眠的效果

➡「睡眠」與「清醒」發生改變

- 睡得深沉
- 半夜不再醒來好幾次
- 早上不會睡回籠覺
- 白天不感到嗜睡

➡「身體」發生改變

- 免疫力上升
- 血壓安定
- 手腳不再冰冷
- 不容易生病
- 體重減輕

最好的睡眠由血液循環決定　目錄

第2章 取得優質的睡眠，預防萬病纏身

第3章 改變睡眠方式，人生也會跟著改變

第4章 實踐完美睡眠的熟睡技巧

序言

睡得不深沉
是因血液循環不佳

普通的睡眠沒有辦法發揮睡眠本來的力量。
這邊先來說血液循環充足，享有１００％睡眠力量的「完美睡眠」吧。

只要改善血液循環，就能睡得香甜

每五人就有一人抱有睡眠問題

早上沒有設定鬧鐘也能起得神清氣爽，白天充滿幹勁地活動……這樣的人有多少呢？

起床後的活動表現，都跟「睡眠」息息相關。

現在說睡眠障礙是「國民病」也不為過，根據日本厚生勞動省的發表，**成人**

「每五人就有一人」抱有睡眠問題。

提及睡眠障礙，多數人腦中會浮現「夜夜輾轉難眠……」的失眠症吧，但睡眠障礙的症狀可不是只有失眠而已。比如：

- **晚上鑽進被窩裡卻沒辦法馬上睡著**
- **半夜想要上廁所而醒來**
- **早上一不小心就睡回籠覺**
- **用完午餐後感到非常嗜睡**

諸如此類，這些都是睡眠障礙的症狀。

只要能夠取得優質的睡眠，白天就不會感到昏昏欲睡。

優質睡眠的好處

不僅如此，優質睡眠還能讓白天頭腦清晰，心情、身體狀況維持最佳狀態來活動。

疏失頻繁、難以決斷、缺乏幹勁……等問題，也能靠改變睡眠方式獲得改善。

換句話說，**睡眠能夠提升白天的活動表現**。

醒著時能夠表現得多麼活躍，睡眠是非常重要的關鍵。

除了提升白天的活動表現、讓身體休息之外，睡眠還具有其他效果。

消除身體與頭腦的疲勞、修復損傷與促進新陳代謝、抒發壓力以及強化記憶等等，睡眠具有各式各樣的功能。

然而，大多數人沒有辦法完全享有睡眠的效果。

有鑑於此，本書會分享１００％獲得睡眠效果的方法。

最棒、最強的睡眠秘訣在於「血液循環」

最棒、最強的睡眠是什麼……？在思索這個問題時，需要先知道一件事情。

那就是，**優質睡眠的關鍵在於「血液循環」**。

在進入核心主題之前，先來說讓血液充分循環不可欠缺的**「體溫」**。

嬰兒在睡著之前，手腳會變得溫熱。

當你想要睡覺的時候，是否也覺得身體變得暖和呢？

如同下頁圖所示，在睡著之前，熱會乘著血液從身體深部慢慢送至皮膚表皮、身體末端。然後，由手腳對外放熱，降低深部體溫，讓身體休息以進入「睡眠」狀態。

這是入眠時的身體機制。

體內是藉由血液來運送熱，所以「血液循環」是非常重要的關鍵。

換句話說，血液循環好比通往優質睡眠的入場券。

只要能夠控制血液循環，達到理想的狀態，任誰都能夠取得最佳睡眠。

人是藉由血液傳遞體溫來入睡

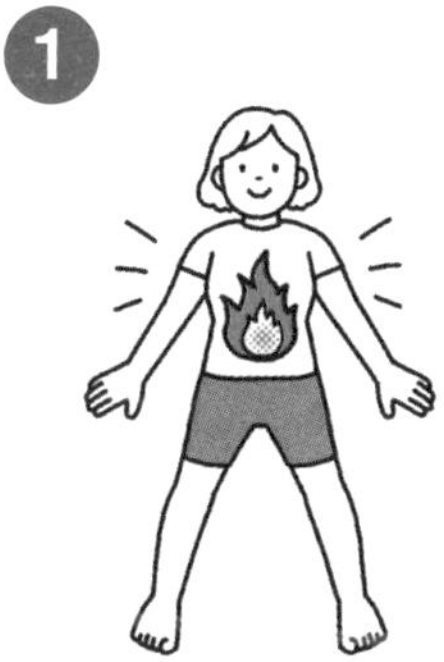

睡眠前，身體會降低溫度最高的深部體溫。

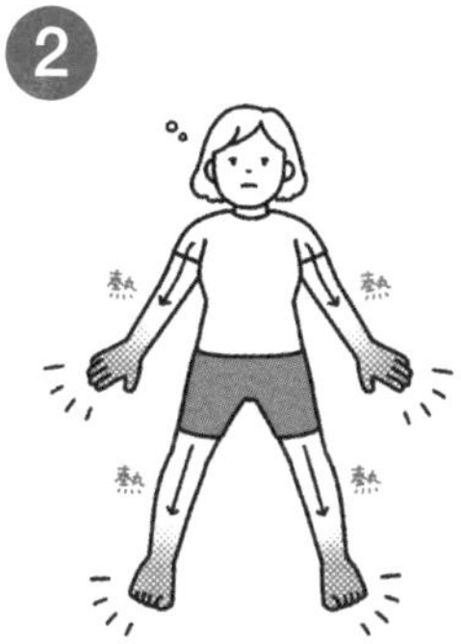

準備睡眠時，熱會乘著血液送至皮膚表面、身體末端（手腳）對外釋放（放熱）。

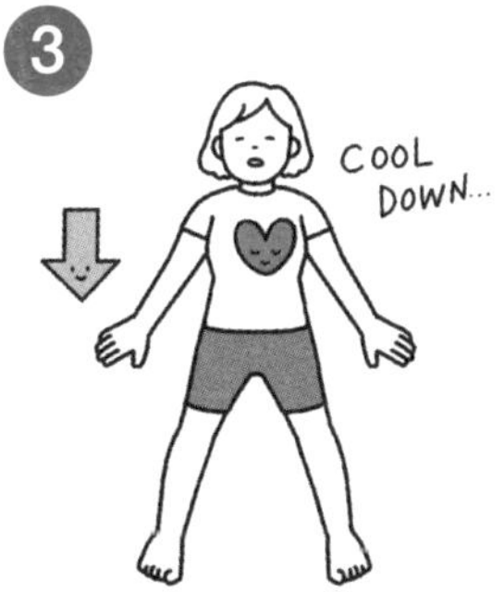

身體深部（腦、心臟等等）的溫度降低。

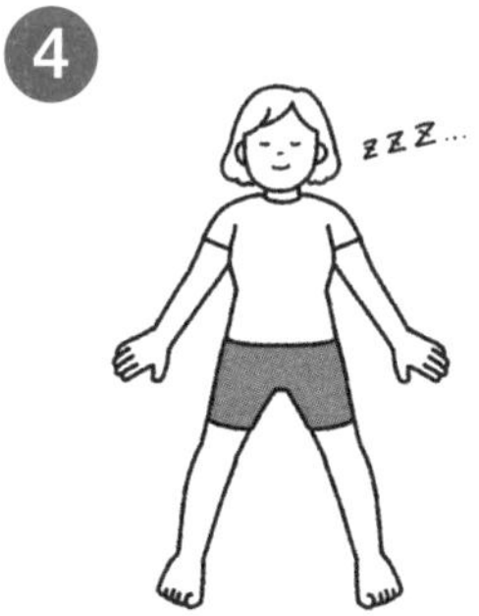

睡著（將腦、心臟等的活動抑制到最低限度，讓身體休息）。

最佳睡眠的好處

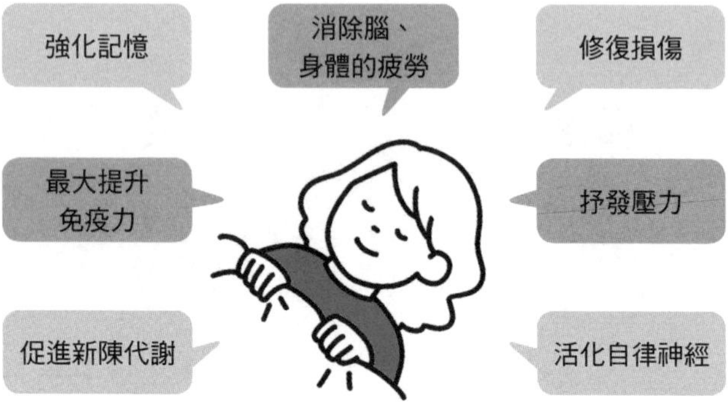

獲得100%睡眠效果的「最佳睡眠」

這個**「完全發揮睡眠效果的最佳睡眠」**，本書定義為**「完美睡眠」**。

只要能夠履行完美睡眠，就可在躺進棺材之前維持著健朗的身體。

體溫上升，血液循環變得通暢，活化自律神經，即便旅行、出差等環境劇烈變動，也能夠「馬上」「深沉地」睡著。

另外，完美睡眠也能提高消除疲勞的自然治癒力、活化頭腦，有可能發現至今未注意到的才能。

打造不易生病的身體，健康活到105歲

現在邁入了高齡105歲的時代，人生百歲已經不是什麼稀奇事。闡述長壽時代的人生戰略，由林達 葛瑞騰（Lynda Gratton）與安德魯・史考特（Andrew Scott）合著的《100歲的人生戰略》（商業周刊），在全世界蔚為話題。

在被譽為『最佳實踐平均壽命』（比較對象僅有先進國家）平均壽命世界第一的國家，國民的平均壽命不但沒有減緩，反而幾乎呈現斜直線延長。

另外，在日本，專家預期２００７年以後出生的孩童，將有超過半數會活過１０７歲。

於２０１７年１０５歲辭世的元聖路加國際醫院名譽院長日野原重明醫生，呼籲「建構高齡者能夠活躍的社會環境」。

另外，他許早以前就提出「生活習慣病」這個名詞，提倡讓人生的後半場活得精彩、不生病「預防醫學」的重要性。

我們也跟日野原醫生有著相似的見解，朝著**「透過睡眠打造不生病的身體」**邁進。

想要平安渡過逐年增長的人生，健康比什麼都來得重要。

建議各位趕緊開始「打造不生病的身體」。

無論是活得精彩還是幸福，都需要有身體這個資本才得以實踐。

打造這樣身體的關鍵，就在於修復細胞、提高身體機能的「完美睡眠」。

九成的人不是「病患」就是「病患高危險群」

你能夠自信斷言「我很健康！」嗎？

「還好吧，身題沒有什麼大問題……」

或許有些人會這麼想吧。

然而，儘管自己認為身體健康，但**大部分的人是似病而未病的「亞健康」**。

換句話說，許多人是不曉得什麼時候發病，身體早已埋下疾病種子的「病患高危險群」。

然後，恐怖的是，如果對亞健康置之不理，身體會向疾病逐漸靠近。

生病警訊的其中一個徵兆，就是本書的主題**「血液循環」**。

筆者觀察超過兩萬人以上的微血管與血液循環，令人遺憾的是，「擁有能夠健康活到105歲血管與血液循環的人」，十個人裡面沒有一人滿足條件。

其中，病患的血液循環約佔一成，而不曉得何時發病的亞健康者佔了八成以上。

亞健康者未進行任何處置的話，不可能偶然恢復到健康狀態。如果繼續原來的生活，最後肯定會加入病患的行列。

想要健康活到臨終再安然辭世的話，就必須改變睡眠方式

想要從亞健康恢復為健康的身體，必須改變生活習慣，比如運動、飲食改善等等，但每天運動並注意飲食，是看似簡單卻相當困難的事情。

因此，這邊建議從日常行為「睡眠」著手。

八成的人是病患高危險群

大部分的人是不曉得何時發病的病患高危險群。

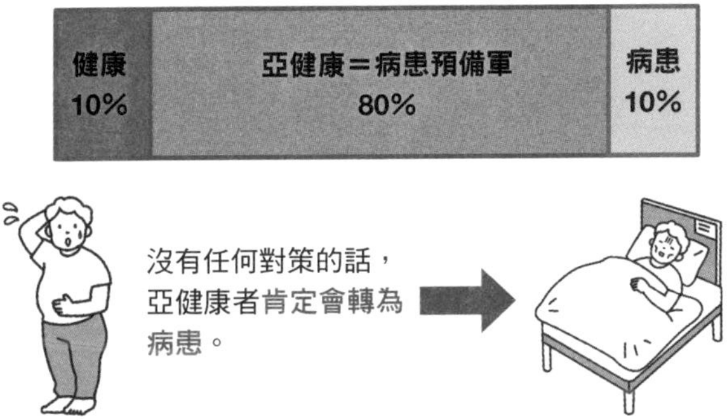

只要實踐本書提倡的完美睡眠，**就能僅靠睡眠摘除「病芽」，恢復到健康硬朗的身體，百病不侵，直到臨終才安然辭世。**

睡眠具有維護身體、強化記憶等多種功用，一般睡眠相關書籍大多也只提到這邊而已。

即便自認「昨晚睡得不錯」，實際享有的睡眠效果也只有50～60％的程度。

本書提倡的完美睡眠，能夠100％引出身體本來擁有的力量。

無論是嬰兒還是野生動物，生物與生俱有自我再生身體的能力。

即便吃進對身體有害的東西而受傷，充分睡眠後也能夠恢復。

因此，**只要藉由優質睡眠完全引出人本來具備的能力，任誰皆能在躺進棺材之前保持身體健康。**

睡眠是誰都會做的事情。

不過，想要睡得酣沉，就需要一些訣竅了。

這邊先來說對睡眠來說最為重要的「血液循環」吧。

最大限度引出自然治癒力的「完美睡眠」

完美睡眠不只會產生「睡得不錯」的感覺，還可100%引出身體擁有的潛力。

〈完美睡眠的示意圖〉

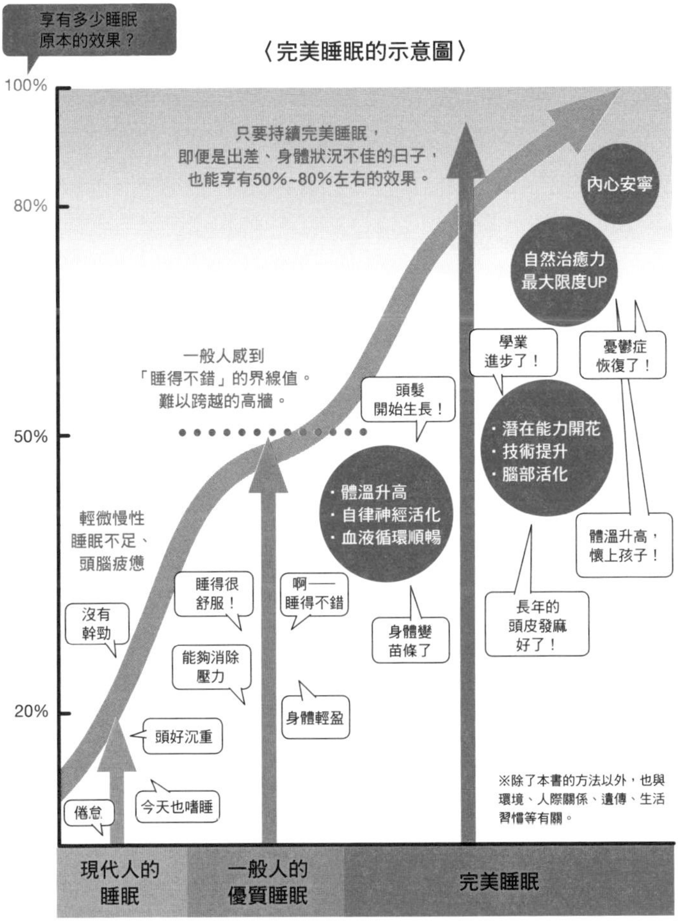

第1章

想要提升睡眠品質的話，先鍛鍊微血管

睡眠無法消除疲勞，是睡眠品質不佳的證據。
想要起得神清氣爽，深度睡眠比什麼都來得重要。
而想要獲得深度睡眠，「血液循環」與「體溫」是不可欠缺的條件。

手腳冰冷是因為血液沒有循環全身

「血液循環」與「體溫」有著密切的關係

想要睡覺卻難以入眠的時候，是不是覺得手腳冰冷呢？

人在身體冰冷時會睡不著覺。

「唉！手腳冰冷？不是要講體溫嗎？」或許有些人會這麼問吧，但**「血液循環」與「體溫」有著密切的關係。**

首先，請記住下面兩個基本重點：

①想要增進血液循環，需要提高體溫。
②血液會將熱、營養、氧氣送至身體各個角落。

這兩點是貫穿本書主軸的重點，請絕對不要忘記。

然後，讓血液流經身體各處，才能達到這項目標：

獲得最深沉、最佳的睡眠。

另外，深度睡眠可促進細胞再生（重新建構身體），轉為健康的身體。當然，血管也會進行修復、再生，進而改善血液循環。

進入深度睡眠的三步驟

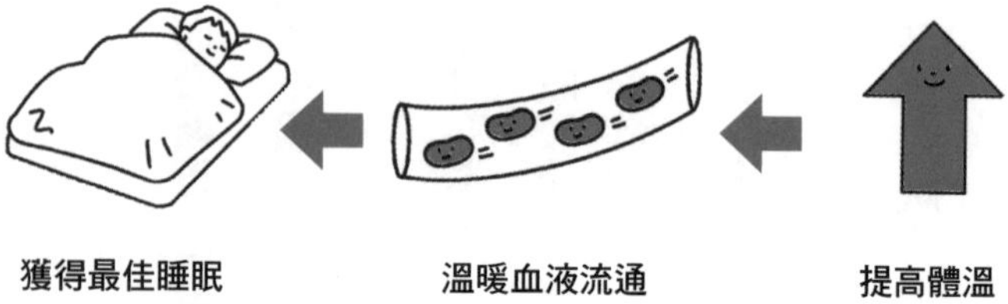

血液循環變好後，睡眠也就變得深沉……形成「健康循環」。

為什麼溫暖血液流至身體末端會提升睡眠品質？這留到後面再來說明。

這邊先來講「血液循環」與「體溫」。

先記住這兩個存在可將「普通睡眠」提升至「最佳睡眠」。

因手腳冰冷而睡不著

我們每年進行數千件的睡眠諮詢、血液循環觀察，發現**不僅只冬天，夏天也有許多人為「身體冰冷」所擾**。

手腳冰冷、低體溫的人逐年增加，日本人的平均體溫為36．14℃（根據2008年調查）。

50年前的平均體溫為36．89℃，**整整下降了0．75℃**。

其中緣由除了生活便利而大幅減少活動身體的機會，也跟較少從事戶外活動、偏好寒涼性食物等因素有關。

體內的熱來自基礎代謝、肌肉收縮等，肌肉量較多的人體溫也偏高。

歐美人的肌肉量多於日本人，其平均體溫為37℃，肌肉結實的歐美人穿著輕薄，大多是體溫高的緣故。

體溫下降1℃會造成基礎代謝降低15～25％、免疫力降低35％，體溫對身體機能的影響甚鉅。

然後，體溫也具有增進本書主題「血液循環」的效果，掌握通往深度睡眠的關鍵。

愈來愈多人沒辦法睡得香甜，最大原因之一就是體溫降低。

生命維持不可欠缺的「血液循環」與「體溫」

人體需要藉由飲食產生能量。

令人驚訝的是，這樣產生的能量約有75％用來「維持體溫」。

對人類來說，身體保持溫暖就是如此的重要。

那麼，體溫降低會發生什麼事情呢？

血液循環變差，必要的氧氣、營養沒辦法運至腦、內臟，對身體機能帶來不好的影響。

低體溫會出現的可怕症狀，如下頁圖示。

體溫長時間處於35．5℃的話，會造成新陳代謝低下、自律神經失調、出現過敏症狀等等，身體機能整個亂掉。

35℃是癌細胞活化增殖的體溫；34℃是溺水被救起時尚能心肺復甦的最低體溫。

你的平常體溫為多少度？

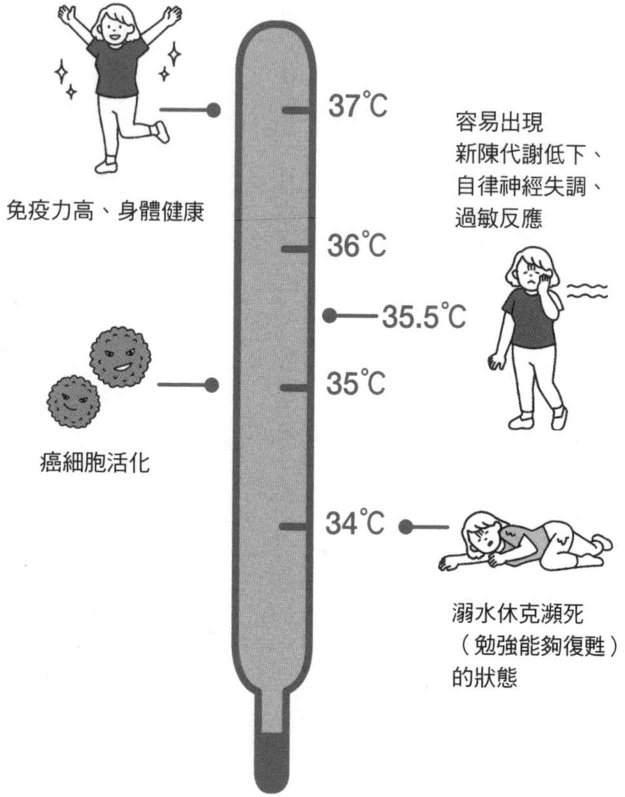

體溫37℃時免疫力最高，
每降低1℃，免疫力會下降35%。

寒冷時身體顫抖的現象，是腦部發出「提高體溫」指令的緣故。收縮血管不讓體內的熱散發至體外，同時收縮肌肉產生熱能。

在雪山等寒冷環境，手腳發麻是皮膚表面的微血管血流量減少，發出「再繼續冷下去就危險了，趕緊暖和身體！」的ＳＯＳ警訊。

低體溫會造成血液循環變差，健康狀況出現異常，身體各處開始發出悲鳴。

對我們人類來說，奪走熱能就相當於奪走性命。

透過微血管控制血液循環與體溫

透過微血管調節體溫

體溫調節中樞位於腦部，平時會不斷發出維持體內溫度的指令。因此，人體才能不受周遭溫度變化的影響，保持一定的體溫。這稱為「恆定性（Homeostasis）」。

人類多虧這項機能，即便居住在嚴寒的北海道或者整年酷熱的沖繩，體溫也

手腳是調整熱能的散熱器

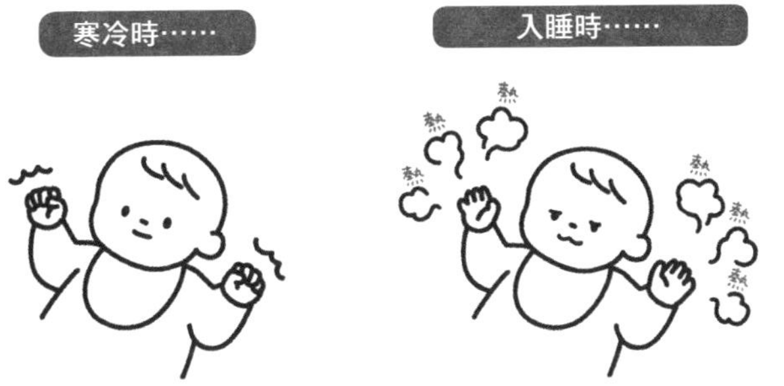

為了不讓熱逸散，會緊握雙手。

讓熱向外逸散，降低體溫。

不會有太大的變化。

不過，人是怎麼調節體溫的呢？**體溫調節的最前線是皮膚表皮的微血管**。

熱是經由血液傳遞，當身體感到寒冷時，會減少表面微血管的血液循環抑制放熱，將熱留在體內防止體溫低下。

嬰兒在天冷時也會緊握兩隻小手，因為手腳具有散熱器的功能。

相反地，天氣炎熱時，血管會舒張增加微血管的血流量，讓體內的熱逸散至外面。

睡眠時體溫會如何變化呢？

睡眠前體溫會上升，入睡後體溫會降低，以便讓腦部、內臟休息。**透過手腳放熱，降低身體的中心體溫（深部體溫），這個落差愈大，人愈容易入睡。**

睡眠中，體溫會下降約1℃至1．5℃。考量到這個下降量，理想的平常體溫為37℃。

如果平常體溫為36℃的話，睡眠時會掉至35℃左右，癌細胞容易增殖、阻礙疲勞恢復等等，沒有辦法發揮睡眠的機能。

微血管充滿血液的人能夠熟睡

睡得香甜的條件，首先是**體溫高、血液循環良好**。然後，身心放鬆也很重要。

這樣一來，熟睡的準備就完成了。

然而，體溫低的人微血管的血液循環不佳，躺下來準備睡覺時，身體末端沒有充足的血液流過。

結果，深部體溫降不下來，沒有辦法進入休息模式。

另外，當皮膚表面處於低溫狀態，腦部會誤以為「需要活動產熱」而促進清醒，使身體沒有辦法休息。

手腳冰冷的人，熱不容易逸散至外面

體溫低、手腳冰冷的人，為了防止體溫繼續降低，會抑制身體放熱，造成血液難以流過微血管。

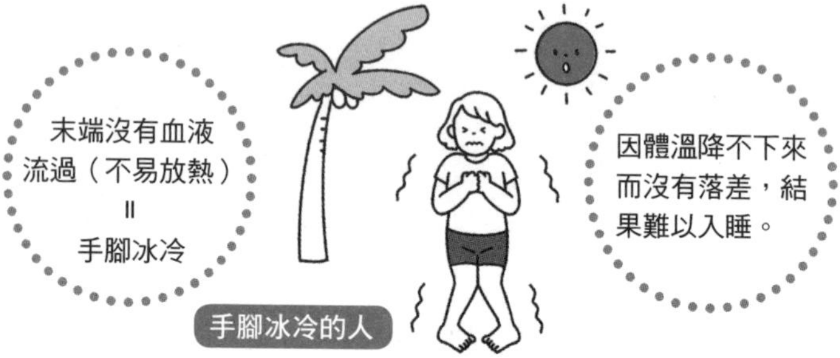
末端沒有血液
流過（不易放熱）
=
手腳冰冷
因體溫降不下來
而沒有落差，結
果難以入睡。
手腳冰冷的人

睡眠時又會進一步降低體溫，致使免疫力跟著下降，變得容易生病。

想要取得優質的睡眠，前提條件是暖和身體，讓微血管流過充足的血液。

雖然微血管感覺沒什麼大不了，卻扮演著重要的角色影響睡眠的品質。

微血管的品質掌握了睡眠的關鍵……這麼說一點都不為過。

後面會詳細介紹它驚人的效果。

健康的微血管帶來優質的睡眠

全部血管接在一起總長約有十萬公里

了解想要獲得最佳睡眠，需要「血液循環」與「體溫」後，接著就來講血液循環的重要關鍵「微血管」吧。

首先，血液（紅血球）的功能大致分為下述兩個：

①運送氧氣、營養至體內細胞，並回收老舊廢物。

②將體內產生的熱傳遞至全身，暖和整個身體。

此時，微血管扮演著重要的角色。

人類的血管總長約為十萬公里，全部接起來可繞地球約兩圈半的距離。

其中，微血管的佔比超過95％。提及「血管」，大多數人會聯想位於身體中心的粗厚動脈、靜脈吧。

雖然微血管的確給人沒什麼大不了的印象，但它可是擔任將熱送至全身各處，與細胞直接交換物質的重大角色。

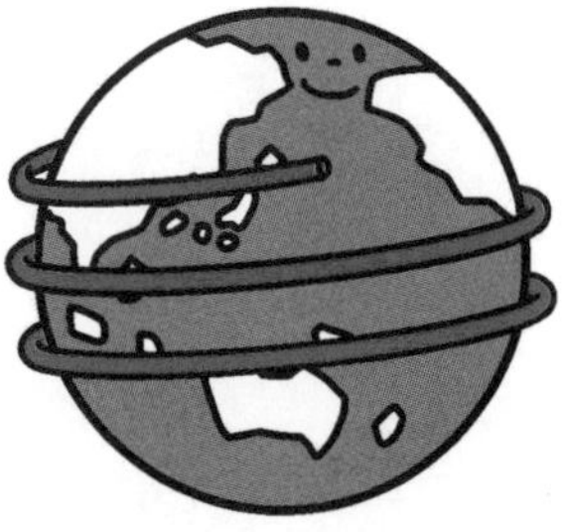

血管的長度可繞地球約兩圈半

微血管才是支撐健康的功臣

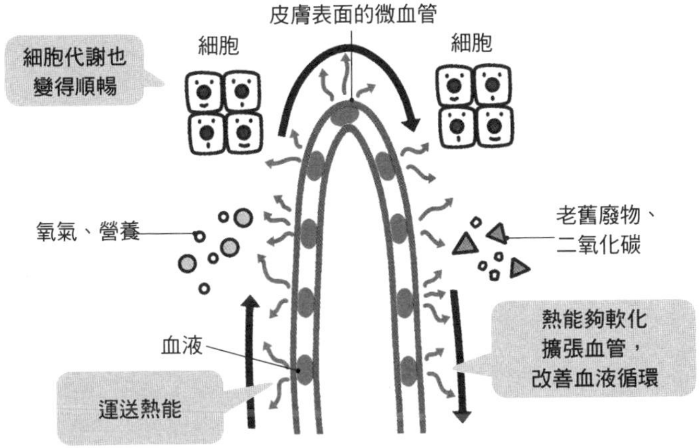

少了微血管的話，細胞就活不下去

細胞的大小為10〜20微米。1000微米等於1毫米，所以細胞的大小約為100分之1毫米。

為了跟如此微小的細胞交換物質，人體全身遍布粗細僅約頭髮10分之1左右的極細微血管。

微血管上存在微小的縫隙，透過此縫隙將營養、氧氣交給細胞，而細胞將老舊廢物交給微血管，如此進行物質交換。

微血管必須健康，才有辦法將養分送至細胞。

換句話說，細胞的生殺大權掌握在微血管手中。

微血管的年輕程度會影響人的外表年齡

微血管除了供給氧氣、營養與回收老舊廢物外，輸送免疫物質、傳遞運送分泌荷爾蒙的訊息、保持體溫等等，還負責許多其他功能。

當微血管內的血液循環變差，會造成免疫力下降、代謝與荷爾蒙分泌變差以及各器官的機能低下。

除了容易疲勞、頭痛、肩膀僵硬等身體不適外，斑點皺紋、白髮等老化現象，也是**微血管衰弱產生的細胞退化現象**。

微血管健康的話，細胞便能活化，保持年輕的狀態。

當然，內臟機能、腦部機能的維持、骨骼的健康等等，都是需要透過血液提供訊息、細胞物質交換才得以完成！

換句話說，外表年輕也跟微血管息息相關。

健康狀況不佳、老化現象增加等情形，都是微血管退化加速的證據。

認識的血液循環專家武野剛先生，在觀察活耀於日本演藝界的藝人勝俣州和後，讚嘆：「多麼漂亮的血管啊！」藝人勝俣州和也在2016年的goo ranking「外貌不隨時間改變的名人排行榜」中榮獲第一名，由此可見他年輕的秘密在於血管。

那麼，該怎麼維持健康的微血管呢？

規律正常的生活作息不用說，另一項關鍵在於「睡眠」。

每十人中只有一人擁有健康的微血管

想要提升細胞的力量，讓營養充沛的血液流經身體各處，比什麼都來得重要。

為此，需要改善手腳末端的血液循環，讓微血管與細胞的物質交換能夠順利進行。

然而，現代人多因不正常的作息、壓力、睡眠障礙，造成體溫下降、血液循環變差。

身為睡眠、藥劑、血液循環的專家，睡眠不足的人、疲憊不堪的人、服藥治病的人等等，我們實際觀察了各種不同的血管與血液循環。

擁有健康微血管的人，每十人中出現一人就很不錯了。

微血管的細胞老化現象

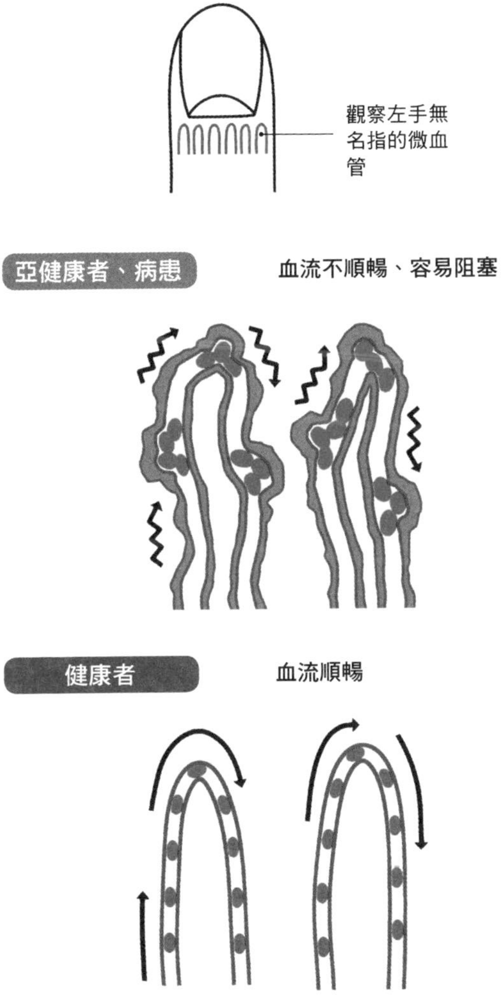
觀察左手無名指的微血管
亞健康者、病患
血流不順暢、容易阻塞
健康者
血流順暢

大多數人的血管如上頁中間圖片所示，不健康地彎曲蛇行、打結在一起、流速慢到像是阻塞、周圍的組織液混濁等等，這些都表示身體亮起紅燈。

就像水管纏繞在一起不容易出水，血管為蛇行狀態的話，血液循環變差，也就無法促進細胞活化。

微血管也避免不了老化。

但能夠拯救退化的物質有「生長激素」與「褪黑激素」。

詳細內容會在後面闡述，兩者都是睡眠時分泌的抗衰老荷爾蒙。

晚上睡得酣沉的話，就能促進荷爾蒙分泌，保養（再生）血管，有效預防細胞的衰老。

微血管時而消失時而出現！

在健康業界備受關注的微血管

2018年4月NHK特別節目《「幽靈血管」很危險～美與長壽的關鍵微血管～》播放後，獲得巨大的迴響。

節目主題是微血管，討論「遍布全身、守護生命的微血管有時會消失」、「微血管減少後，會出現失智症、骨質疏鬆症等嚴重症狀」、「消失的微血管不會復活」等內容。

過去對微血管的認識僅停留在「末端細微的血管」，相較於大動脈等血管不怎麼顯眼，但最近大家了解到微血管是負責身體活動極其重要的存在。

聽說某化妝品大廠也注意到，微血管、淋巴管在維持肌膚健全上扮演著重要的角色，據此研發預防「鬆弛」的護膚產品。

雖然微血管是微小的存在，但真的就是**「支撐生命的重要器官」**。

六十歲後微血管只會剩下70%

然而，令人遺憾的是，供給細胞養分的微血管，四十歲後便開始退化、減少。

血管不使用會消失？

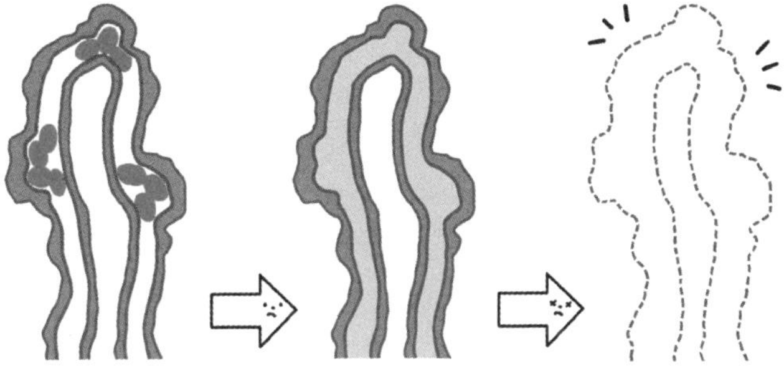

血流不順暢的不健康
血管會……

變成血液不流動的
「幽靈血管」

這樣的狀態持續下去，
血管最後會消失

當血管老化、血流量降低後，會形成**徒留血管形狀但沒有血液流動的幽靈血管**。

有研究報告指出，**六十歲後，微血管約會減少巔峰時期的30％**。

微血管的退化、減少，除了造成肌膚鬆弛，形成斑點皺紋之外，還會引起高血壓、動脈硬化等血管疾病。

微血管好比反映身體狀態的量測計。

只要調查微血管的狀態，你現在的健康狀態就一目了然。

由身體出現的症狀等也能夠檢查微血管衰退，請參考下頁圖表。

運動、泡澡、睡眠能夠幫助微血管「生長出來」

請參見64頁的相片，可以明顯看出微血管的條數增加吧。這是改變睡眠方式，「原本消失」的微血管「生長出來」的相片。

微血管會逐衰退、消失，但也會像這樣重新生長出來。

極細的微血管會因血流的變化，時而增加時而減少。

想要讓血管再生，首先要讓「血液循環」活絡起來。

為此，促進血液循環的運動、泡澡，都是效果不錯的方法。

活動肌肉能夠增進血液流動，讓衰退的微血管重返年輕。血液流通的話，細胞能夠獲得充足的營養與氧氣，所以可促進幽靈血管再生。

微血管退化的身體症狀

微血管衰退後，會造成老舊廢物堆積，黏膜容易乾澀。
當出現下述症狀、身體變化，表示微血管不健康。

出現的症狀

- 鼻、喉、口中乾澀
- 乾眼症、眼充血、眼屎多
- 口內炎、牙齦炎
- 胃脹氣、腹瀉、便祕
- 膀胱炎、陰道炎、性交疼痛
- 肩膀僵硬
- 浮腫

……等等

外觀變化

- 斑點、皺紋
- 顏面鬆弛
- 肌膚暗沉
- 頭髮乾澀、白髮、頭皮屑、掉髮
- 指甲混濁不透明
- 指甲表面凹凸不平

……等等

消失的微血管一條接著一條長出來

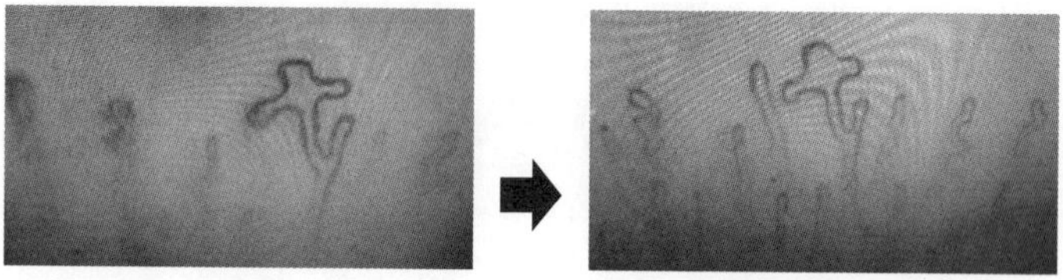

before　　　after（實踐本書方法45天後）

每天從事運動的人和什麼都不做的人，皮膚表面的微血管數量可能相差至三成。

然後，促進微血管再生的最好辦法是改變睡眠。睡眠是細胞再生的重要時間。

深度睡眠除了血管之外，還能夠修復整個身體。

比起改變血液，先改變血管

健康血液的條件並不是「清澈通暢」

在演講等場合，講到「好的血液循環的條件」時，多數人會提出對「血液」的看法：

「讓血液清澈通暢就行了吧？」

「為了清澈通暢血液，要多食用洋蔥、納豆。」

你是否也拘泥於「血液的品質」呢？

雖然這樣沒有錯，但比起改變「血液的品質」，這邊希望讀者先著手「改變血管」。

因為**血液「清澈通暢」未必是件好事。**

我們常努力清澈血液，認為：

「比起混濁的血液，清澈的血液更容易流動。」

但實際上，血液不是單純清澈通暢就行了。

服用降壓劑等藥物硬是通暢血液，會讓濃度變得稀薄。

血液過於清澈通暢的話，流速會變快而加速放熱，造成體溫低下。另外，還有可能漏掉某些角落或者直接通過，身體各處未能獲得充分的營養、氧氣。

未能順利獲得必要的營養、氧氣，細胞也會跟著失去活力。

理想的情況是，含有氧氣、營養、荷爾蒙的「溫暖血液」充分且順暢地循環。

我們的目標應該要是，**「讓溫暖的血液在體內循環，使細胞發揮原本的機能」**。

長壽血管會是軟韌的橡膠狀態

重要的果然還是血管的品質。

形狀筆直、富有彈性且容易流通的血管，才是「健康長壽的血管」。

常聽聞的血管年齡，就是檢測血管的彈性，血管硬脆＝血管年齡高。

理想的血管是像彈性橡膠一樣能夠伸縮，即便稍微彎曲或者受傷，柔軟的性質也能吸收傷害，讓血液順暢流通。

血管硬脆會缺乏伸縮性，容易斷裂或者破掉，造成高血壓、動脈硬化，增加腦中風、心臟病的罹患風險。

「這樣的話，服用藥物就好了啊。」或許有些人會這麼想。然而，如同前述，降壓劑等藥物會讓血液過於清澈通暢，血管變得瘦弱細長、容易破裂（脆弱）。

血管軟韌的話，營養充沛的血液自然能夠流通。

另外，即便黏著度偏高，溫暖的血液會擴張血管，讓血液不斷流通過去。當血液大量流通，血管內自然就會被清掃乾淨。結果，血液不淤滯、容易流通，進而變成具有彈性「健康長壽的血管」。

提高體溫能夠維護血管

提高體溫是熟睡的前提條件，同時也是維護血管最重要的關鍵。

當溫暖的血球充分在體內循環，血管內側會分泌NO（一氧化氮）。

NO是健康血管不可欠缺的要素，主要的功用有兩個：

第一，**軟化擴張血管的肌肉，讓血液順暢流通**。

第二，**修復血管的損傷，抑制血栓等形成**。

對血管的修復、再生來說，細胞重新生長的時候，也就是**睡眠時保持溫暖的狀態（體溫高於一定溫度）**很重要。

血管重返年輕，亦即替換成「新的軟管」。

藉由ＮＯ軟化血管，除了防止高血壓，還能夠預防心血管的各種疾病。

另外，整頓血液循環與血壓，也能讓與細胞的物質代謝順利進行，改善肩膀僵硬、手腳冰冷等慢性疲勞。

熱是由體內產生的

衣服、暖氣機不過是暫時性提高體溫

前面講述了「血液循環」對身體到底有多麼重要了。

接著，後面來討論「血液循環」的堅強夥伴「體溫」吧。

大家應該都了解暖和身體的重要性了，但實際上該怎麼提高體溫呢？

打開暖氣機？

留意衣服等身上的穿著？還是改變飲食就行了呢？

不管是哪一個都不完全正確。

這邊就公布答案吧。答案是**「在體內產熱（產生熱能）的自家發電機」**。

進入暖和的房間或者穿上厚重的衣物，溫暖皮膚表面的血液後，體溫就會上升。

然而，這些不過是**從身體外側「暫時性」提高體溫**而已。

因此，溫暖地區居民的體溫不會

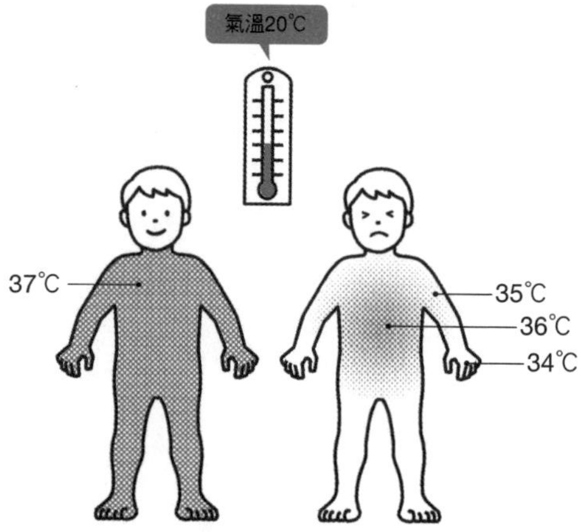

即便在相同氣溫下，不會產熱的人
末梢體溫較低。

比其他地區居民的來得高。

我們實際前往整年悶熱的新加坡、夏天氣溫超過40℃的杜拜，調查體溫與血液循環，發現當地手腳冰冷、血液循環不佳的人比日本人還要多，不少人前來諮詢改善方法。

由外部提高體溫的方法，沒有辦法促進新陳代謝。因為這不是從身體內側產生熱的緣故。

再加上，現代社會各個地方都會開放冷暖氣機，房間內外的溫差容易非常大。

身體會配合外部溫度調節體溫，每次進出都會發生血壓變動，對身體帶來負擔。

養成輕度運動的習慣來提高體溫

運動也是提高體溫的有效方法。

人在安靜時也會產熱，但活動身體更能有效提高體溫。寒冷的時候不自主地顫抖、踏步，都是身體無意識的體溫調節。

不過，劇烈運動會對心臟帶來負擔，習慣後才能夠長時間從事。

想要提高體溫、改善血液循環，光是健走、深蹲、擺動手腳，就能夠促進血液循環，使體溫升高。

訣竅是每天持續輕度運動。

提高體溫後，基礎代謝會跟著上升，進而活化細胞、增進睡眠品質。睡眠品質升高後，免疫力也會跟著上升等等，真的是一舉數得。

這個終極方法的程序為：①不造成心臟負擔地提高體溫、改善血液循環，②提升睡眠品質、修復身體，③提高白天的活動表現。

產生熱的「共鳴共振」

除了運動以外，想要有意識地從體內產熱，不是一件容易的事情。

那麼，完全沒有其他產熱的方法了嗎？

其實不然。

方法跟**「生長光線（growth ray）」**有關。

「待在溫暖的氣候環境，體溫並不會上升。」雖然前面這麼說明，但其實這說法並不完全正確。

沐浴太陽光的時候，身體會從內部逐漸暖和起來。

然後，從體內逐漸暖和的秘密，就在於太陽光中的「遠紅外線（生長光線）」。

太陽光的遠紅外線中，尤其是**沐浴到被稱為「生長光線」（6~14微米）的光線，人體會從內側發生共鳴共振反應，產生熱能。**

人體也會發射相同的波長，產生共鳴現象。

大家知道音叉這項器具嗎？

鳴響兩同頻音叉中的其中一支，其波長（聲波）傳遞到另一支音叉時，會同樣跟著鳴響起來。

這就是「共鳴共振」的機制，太陽光與人體之間也有這樣的共鳴關係。

人體會發出9．8微米的生長光線。將相同波長的生長光線靠近身體，就會引起共振產生熱能。

靠遠紅外線的力量「慢慢」暖和起來

這個從內側「慢慢暖和起來」的效果，讓遠紅外線（生長光線）被運用在各種地方。

比如用搭載遠紅外線的廚具煎魚，從內部緩慢加熱，煎出不焦掉且肉質細嫩的魚料理。其他運用遠紅外線的例子，還有炊出晶瑩飽滿米飯的電子鍋等器具。

因此，比起在健身房健走，**在太陽光下健走可藉「運動」＋「共鳴共振」兩種力量，進一步提高產熱的能力**。

想要養成溫暖身體的習慣，可選擇泡熱水澡，但我們更加推薦泡溫泉。

溫泉水中含有放出生長光線的礦物，身體會與之反應產生熱。

因此，跟泡熱水澡相比，身體在泡完溫泉後暖和更久，不容易著涼。

這邊也推薦使用釋放生長光線礦石的產品（圍腰帶、圍巾、護具等）、寢具，不需要用電便可安心使用。

因為熱不斷跑到身體外，體溫才會低下

即便周遭環境改變，體溫也幾乎沒有變化

日本人的平均體溫近五十年來下降了0．75℃，其最大的原因之一是運動不足吧。

以前人與現代人的放熱量沒有改變，但現代人的生活便利，不怎麼活動身體也能夠生活，造成產熱壓倒性的不足，結果體溫因而下降。

人體為了維持內臟等正常活動，即便周遭環境改變，也能夠藉由產生熱能、從皮膚表面放熱來調節體溫，維持深部體溫的穩定。

產熱的方法有飲食後的內臟運動、身體顫抖等等，其中「運動」是有意識產生熱能的方法。

而放熱的方法有脫去衣物、流汗等等，即使沒有意識，身體也會增加皮膚表面的血流量，釋放熱能。

重要的是產熱與放熱的平衡

為了讓身體正常發揮機能，產熱與放熱的平衡很重要。

如下頁圖所示，保持平衡能夠穩定深部體溫，但如果向某一方傾倒失衡，內臟就沒辦法正常發揮機能。

產熱與放熱的平衡很重要

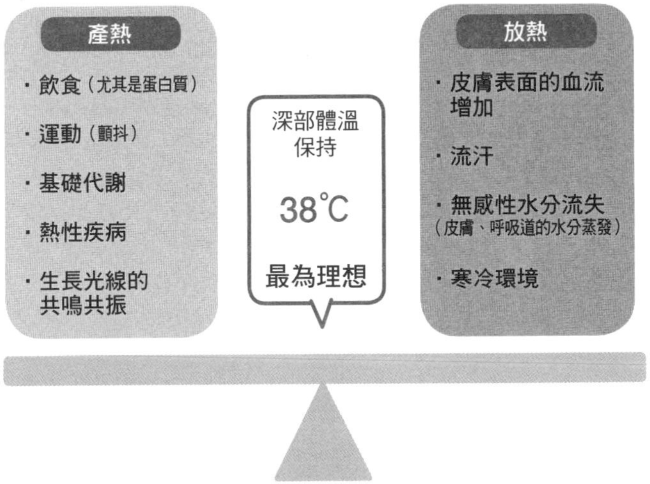

現代人的身體產熱較少，放熱量會多於產熱量，造成體溫低下。

另外，因為產熱減少，為了不讓深部體溫過於低下，身體會不讓血液留到末梢，盡可能減少放熱的情況。

如果體溫沒有高到需要放熱，深部體溫就沒辦法下降，身體、腦部無法獲得充分的休息。

因此，我們希望體溫恢復到50年前的平均數值。

順便一提，持續完美睡眠的我們，平常體溫總是落在37℃左右。

不讓熱從「四處」逸散出去！

在多數人低體溫的現代社會，想要取得體溫的平衡，除了增加產熱之外，另一項重點是避免不必要的放熱。

具體來講，就是要溫暖「四處」。

「四處」分別為脖子、手腕、腳踝、乳頭。這些部位的粗血管比較接近皮膚表面，溫暖這幾個地方，能夠快速升高體溫。

「唉？乳頭？」有些人會覺得驚訝吧。

的確，乳頭沒有粗血管。

然而，這可不是開玩笑，低溫是癌細胞增殖的原因，如果胸部沒有保暖好的話，也是有可能罹患「乳癌」。

乳癌是女性癌症中罹患率最高的病症。女性一生中得到乳癌的機率，研究指出每十一人就有一人。

然後，乳癌的死亡率也逐年增加，就這層意義來講，也建議避免「低溫」。

過去常聽聞的「別讓『脖子』著涼了。」從醫學的角度來看也是正確的。

讓這些部位著涼的話，身體的放熱會增加，造成體溫下降，所以待在寒冷的場所時，注意不要露出這些部位。

在開有冷氣的房間裡，用圍巾、襪子來溫暖自己吧。

這比多穿幾件衣物更能快速暖和身體。

刺激微血管來促進血液循環，也是不錯的方法。
不過，微血管非常的細，切忌強烈摩擦、壓迫。
當微血管受傷、斷裂，恐會引起身體內出血。

第1章的統整

◆想要增進血液循環，必須提高體溫。

◆血液會將營養、氧氣、熱送至身體各處。

◆身體溫度低時不容易入睡。

◆透過微血管控制血液循環與體溫。

◆只有微血管能將營養送至細胞。

◆產生溫暖身體的熱很重要。

專家對睡眠的看法 忙碌的現代人最適合的健康法「完美睡眠」

都立駒込醫院 腦神經外科部長 篠浦伸禎

想要在現代高壓社會中活得健康，必須先整頓好自律神經。自律神經整頓好後，就不會輕易輸給壓力。自律神經中樞的腦部下視丘主導著抗壓作用。

下視丘跟睡眠有著深切的關係。舉例來說，我執刀多次利用最先進技術，在患者意識清醒下摘除腦腫瘤的手術，但曾經遇過在摘除腫瘤的途中壓迫到下視丘，造成患者意識低下，不得不中止手術的情況。下視丘會影響睡眠清醒，控制人類的活動，所以在手術中稍微壓迫到時，患者就會感到嗜睡、意識低落。

完美睡眠能夠有效解決這個問題。

完美睡眠會增進身體的血液循環，促成晚上熟睡，讓白天交感神經受到刺激，整頓好自律神經。

下視丘也能恢復元氣，順利切換活動與休息，提升工作上的表現。

夫婦倆血壓安定！疲勞不帶到隔天

岩手縣 50歲的T姓夫婦

我們夫婦倆實踐了完美睡眠。

過去總是在半夜兩三點醒來，1～2小時睡不著覺，結果白天非常睏，對工作業務、開車駕駛都造成影響。

實踐完美睡眠後，我能夠熟睡到早上五點左右，得到「昨晚睡得不錯」的充實感。

其中，變化最明顯是血壓。我每年都會接受健康檢查，血壓高時甚至高到160，即便服用醫院開的藥物，還是偏高落在140～150之間。然而，實踐完美睡眠後，血壓降至135～143之間，心悸的情況也消失了，身體狀況變得良好。

妻子原本有嚴重的手腳冰冷問題，摸起來整個像是冰塊一樣，但開始完美睡眠後，血液循環獲得改善，手腳變得暖呼呼的。

以前就算睡得很久，早上還是說「好累唷！」但現在妻子一早就很有精神，心情也相當不錯。

想要活得健康，優質的睡眠真的很重要。

我的
「最佳睡眠」
經驗談

血液循環改善後，超低體溫也回到正常值！

埼玉縣 M.K先生 58歲

年輕時因為各種疾病服用大量的類固醇，後來也為疾病的後遺症所苦。

體溫為34℃左右的超低體溫。我的身體總是很冰冷，無論是寒冷的場所，還是炎熱的地方，都沒辦法自我調節體溫。

過去總是睡不好，經常肩頸僵硬、睡眠惺忪、容易疲勞，每天都過得有氣無力的。

為了稍微緩減症狀，我走訪各家醫院，也嘗試了漢方醫學。我就是在那個時候，得知血液循環與睡眠的關係。

當我看到自己的微血管時嚇了一跳，形狀短小彎曲，有些還快要消失不見。後來，我溫暖身體並取得充足的睡眠，再次前往就診，我又嚇了一跳！血管筆直伸長。我也感覺到身體暖呼呼的，拿體溫計一量，過去的34.5℃竟然變成36.2℃！

以前睡著時經常腳抽筋，但現在幾乎沒有這樣的情況，能夠睡得深沉。我重新體會到健康的重要性。

第2章

取得優質的睡眠，預防萬病纏身

如果弄錯睡眠的方式，得來不易的休息時間也可能變成生病的時間。這章就來介紹40歲後需注意的疾病、症狀跟睡眠的關係吧。

疾病是在睡眠時形成的

重要的是不讓疾病形成、惡化

疾病是在夜晚形成的——。

讀者有聽過這樣的說法嗎？

就某方面來說，這個見解是正確的。

因為**人體在睡眠時體溫會下降1～1．5℃**。即便清醒時有36℃，下降

1～1．5℃的話……沒錯，如同第1章所說，隨著睡眠體溫下降，免疫力也會跟著低下，變成癌細胞、其他病原細菌最活躍的時間。

人體在深度睡眠時會分泌生長激素，逐漸修復、生成細胞，而體溫下降的話，就有可能變成生病的時間。

因此，**想要打造不易生病的身體，首要之務是改變睡眠。**

提升睡眠品質能夠預防、改善老年族群可能發生的各種疾病與症狀。

雖然生病後就醫很重要，但獲得不容易生病的身體會更好。

那麼，改變睡眠主要能夠預防、改善哪些疾病與症狀呢？

後面就來具體介紹這些病症。

預防感冒、過敏疾病！

免疫細胞對抗疾病

首先要介紹的是，感冒、過敏等常見的日常疾病。

「這不是馬上就會好，不太嚴重的症狀嗎？」

「我想要知道更嚴重的病症。」

或許有些人會這麼想，但一開始介紹這兩種症狀，是為了說明疾病與免疫的關係。

想要對抗代表感冒、過敏的「病原體」，身體需要免疫力。

當人體發現病毒等異物存在，會跟免疫細胞協力尋找外敵，傳遞訊息後進行攻擊排出，本來就具有非常棒的防禦系統。

免疫細胞透過血液、淋巴液巡邏全身，保護身體免受病原體侵害。

然而，睡眠不足等生活作息不正常，會使免疫機能無法正常發揮。

感冒後會覺得嗜睡吧。

醫生囑咐保暖身體多休息，是因為睡眠能夠提高對抗病毒的免疫力。

另外，含有免疫細胞的血液是由骨髓製造出來，站立狀態會因重力壓實骨髓，使得造血力大幅下降。在身體橫躺放鬆的狀態，骨髓才能夠順暢造血。

持續睡眠不足會讓骨髓沒有時間製造新血，身體只好重複使用骯髒老舊的血液。如同日語的「骨休み（放鬆休息）」，溫暖骨髓進行休息才是理想的做法。

想要提升免疫力，先睡上一覺！

有研究結果顯示，熟睡度高的人會分泌較多提升免疫力的荷爾蒙，與攻擊細菌、病毒的抗體。美國卡內基美隆大學（Carnegie Mellon University）謝爾頓柯恩（Sheldon Cohen）教授指出，睡眠時間短的人容易罹患感冒。對健康的受試者投予感冒病毒，**平均睡眠時間未滿7小時的人罹患感冒的情形，比睡超過8小時的人高出三倍。**

相較於容易入眠的人，躺上床後難以入眠的人感冒發病率上升5．5倍。

另外，睡眠會活化副交感神經，增進身心的放鬆效果，避免壓力的累績。

腸道被稱為「第二大腦」，容易對壓力產生反應，是阻止病原菌入侵的最大免疫器官。

藉由優質睡眠消除壓力，能夠增進腸道機能，活化免疫細胞。

除了感冒之外，花粉症、鼻炎等過敏疾病，以及異位性皮膚炎、感染性關節炎等多數疾病，都與免疫機能有關。

改善睡眠品質等同於改善體質。改變睡眠方式後，原本認為是體質問題而放棄的過敏疾病，身體也變得能夠與之抗衡。

預防癌症！

「癌症」連續37年居日本人死因之冠

日本人死因的第一名，男女皆為惡性腫瘤「癌症」。根據2015年國立癌症研究中心的統計，男性一生的罹癌機率為62%、女性為46%。

現在是每兩人就有一人罹癌的時代，不是你就是我的機率。癌細胞是指，跟正常細胞相比，形狀異常且增殖率高的細胞。

細胞會不斷分裂產生新的細胞，但不時會因各種原因發生遺傳基因複製錯誤的情況。

這個突然的變異，就是癌細胞的源頭。

癌聽起來駭人聽聞，但研究指出，健康的人每天會發生約5000個複製錯誤的細胞，**每個人身上都有癌細胞**。

可怕的是「後續發展」。

如果身體健康的話，體內的免疫細胞能夠戰勝癌細胞，直接消滅癌細胞，但這個對決並不是每天都是5000場勝利，有時也會出現癌細胞戰勝的情況。

存活下來的癌細胞會展開猛烈的攻勢，在體內搶奪營養增殖，形成塊狀物侵蝕身體。

睡眠不足會讓罹癌風險倍增

WHO（世界衛生組織）關聯機構的國際癌症研究署（IARC）指出，「輪值夜班人員的罹癌率較高」，掀起一陣譁然。

日本東北大學以宮城縣2萬8000位女性為對象的調查指出，相較於睡眠7小時的人，低於6小時的人罹患乳癌的風險高約1.6倍。

不僅只女性而已，有研究指出，跟正常日班的男性相比，輪班勤務的男性罹患前列腺癌的風險高出3倍以上。

免疫細胞原本應該會攻擊癌細胞，但根據芝加哥大學的研究，睡眠不足老鼠的免疫細胞，有時會出現幫助癌細胞增殖的情況。

多數研究結果皆顯示，睡眠障礙與癌細胞明顯有著深切的關係。

反過來說，**提高免疫機能的睡眠，是事前預防癌細胞發生、增殖的特效藥。**

重要的是不讓癌細胞增殖

現代人的生活充斥各種致癌物質，比如紫外線、化學物質、干擾血液循環的電磁波等等，癌細胞的發生在某種程度上是無法避免的。

那麼，這該怎麼辦才好？

答案是**「打倒出現的癌細胞」**。

擊退癌細胞的細胞，主要是含有淋巴球的ＮＫ（自然殺手）細胞，一旦發現異常的細胞，馬上就會展開攻擊。

然而，持續睡眠不足的話，ＮＫ細胞的機能會變差。因此，這邊建議先重新審視睡眠時間。

另外，在「低氧」環境下，癌細胞也會明顯增殖。

免疫學權威千田代國際診所的永田勝太郎院長表示：**「癌細胞會適應低氧氣、低體溫的狀態，消耗體內最大限度的能量。」**

另一方面，美國威斯康辛大學（University of Wisconsin）的哈維爾　涅托（Javier Nieto）醫生指出，睡眠呼吸中止症造成的低氧狀態，會讓罹癌風險增加4倍。

心臟與脾臟不會產生癌細胞的理由

這在前面已經有提過，深部體溫在夜晚，尤其是睡眠期間會下降1～1．5℃，對癌細胞來說是絕佳的增殖時機。

換句話說，平常體溫（日常體溫）愈低的人，癌細胞愈容易增殖。

心臟與脾臟是人體不容易產生癌細胞的地方。心臟24小時持續活動、不斷發熱；脾臟也因貯存紅血球而熱度偏高。

這個「熱」就是消滅癌細胞的關鍵。

在義大利彭甸沼地（Pontine Marshes）周邊，有出現因瘧疾發高燒而抑制癌細胞發生的例子。

藉由產熱讓平常體溫達到37℃，讓夜晚的深部體溫不低於35．5℃，就能夠防止癌細胞增殖。

深度睡眠能夠提高免疫機能、消滅癌細胞。

讓身體循環溫暖的血液，好好睡上一覺，就能夠獲得對抗現代人死因之冠癌細胞的健康身體。

預防失智症！

睡眠不足的疲勞相當於微醉狀態

根據加拿大致力於消滅疲勞帶來的工作風險與提升工作表現Fatigue Science公司的研究，睡眠不足者的反應速度明顯比正常者低落40％。這相當於血中酒精濃度0．08％的輕微喝醉狀態。換句話說，在睡眠不足的狀態下出門工作，就像是帶著輕微醉意出勤。

持續睡眠不足，腦內會逐漸堆積老舊廢物。這就像是在腦內堆積「垃圾」。

腦內的老舊廢物有哪些呢？

這邊需要關注的有兩個。

第一個是「β類澱粉蛋白（β-amyloid protein）」的蛋白質，持續堆積會傷及腦神經細胞的前端，造成睡眠不足，結果又繼續累積蛋白質，陷入惡性循環當中。

另一個是「濤蛋白（tau protein）」，這是會堆積在腦神經細胞內，讓神經細胞滅亡的可怕物質。

腦是在睡眠中倒垃圾

體內所有器官只要繼續運作，就會使用營養、氧氣產生老舊廢物。老舊廢物不排除，相當於在體內不斷堆積毒素。

身體器官是透過淋巴管排出老舊廢物，但腦內沒有發現淋巴管（不過，2015年《自然（Nature）雜誌》刊載的論文，暗示了腦內淋巴管的存在）。

那麼，腦是怎麼排出老舊廢物的呢？美國羅徹斯特大學（University of Rochester）的研究團隊最新發表的研究結果，闡明了其中的機制。

腦在頭蓋骨內是浸在腦脊髓液的保護液當中。腦脊髓液每天會更新循環，一天替換新液體3～4次。

腦內的老舊廢物會滲入這個保護液，再經由血液排出。

雖然白天活動時也有淨化作用，但活動旺盛時產生的老舊廢物比較多，排出機制應付不來，需要在睡眠時一次清掃。

腦內的清掃（老舊廢物的排出）超過九成是在睡眠中進行。

腦內本來就充滿神經細胞、填埋間隙的神經膠細胞與血管，腦脊髓液只能在其間緩慢流動，所以老舊廢物的排出才會跟不上。

然而，研究顯示，**神經膠細胞會在睡眠時縮小，以便排除老舊廢物的液體流動。**

如同沒有人的時候比較容易清掃環境，熟睡時能夠順暢除去垃圾，但睡眠不足、睡眠品質不佳的話，清掃會變得不順利，造成β類澱粉蛋白堆積。

美國研究團隊發表了一項驚人的結果，**即便只熬夜一晚，β類澱粉蛋白也會**

累積，對腦部造成傷害。

藉由睡眠排除失智症的原因物質

可怕的是，腦中老舊廢物β類澱粉蛋白和濤蛋白是失智的原因物質。

失智症初期階段會先累積β類澱粉蛋白，經過約20年後開始累積濤蛋白。

這些老舊廢物不斷堆積傷及腦部，最後發生失智症。

失智症從初期階段到發病需約25年，所以當確診時已經太遲了。

從年輕時就開始預防才是明智的作法。

運動也是有效的預防方法。

修復腦細胞的生長激素，透過運動刺激肌肉，再好好睡上一覺後，就能夠充足分泌。

增進血液循環加深睡眠、促進老舊廢物的排出與腦細胞的修復，運動可發揮雙重預防罹患失智症的效果。

預防肥胖！

藉由深度睡眠提高代謝！

多數人煩惱的肥胖，也跟睡眠有深切的關係。

聖地牙哥大學調查平均睡眠時數與ＢＭＩ值（表示胖瘦的體格數值）的報告指出，平均睡眠時間７～８小時的人肥胖情形最少，長於或者短於這個時間的人，其ＢＭＩ值都有偏高的傾向。

哥倫比亞大學也有研究指出，相較於睡眠時間７～９小時的人，５小時左右有50％、4小時以下有73％的人容易肥胖。

肥胖的原因之一是代謝變差。

改善血液循環取得深度睡眠的話，身體會大量分泌生長激素，促進新陳代謝，維持健康的體型。

相反地，熬夜或者淺眠的話，生長激素分泌量會不足，造成新陳代謝變差，即便食量相同，也容易形成脂肪堆積。

食慾控制不了也是睡眠不足造成的!?

除了新陳代謝變差之外，睡眠不足也會增進食慾。

熬夜會想要吃宵夜，是因為抑制食慾的荷爾蒙瘦體素（leptin）減少。

用餐後得到飽食感，是瘦體素刺激飽食中樞，發出已經不用再吃的訊號，抑制食慾的緣故。

血中瘦體素濃度高的人，食慾會受到抑制而容易瘦下來，但睡眠時間短會造成瘦體素濃度低落，不由得想要吃東西解饞。

同時，睡眠不足的話，刺激食慾中樞的荷爾蒙飢餓素（ghrelin）濃度會增加，致使明明沒有能量不足卻湧現食慾。

麻煩的是，飢餓素增加的話，大腦會發出食用高熱量食物的指令。**睡眠不夠充分會造成抑制食慾的瘦體素減少、促進食慾的飢餓素增加，在這樣的雙重效果下，身體變得容易發胖。**

空腹反而會睡不著

另一個與食慾、睡眠有關的荷爾蒙，是下視丘分泌素（orexin，又稱食慾激素）。

除了輔助腦內控制睡眠與清醒，還具有活化交感神經的效果，在活動量多的白天分泌量較多。

跟引起睡意的褪黑激素性質完全相反，屬於清醒類型的睡眠荷爾蒙，下視丘分泌素的分泌量增加時，頭腦會清醒過來。

同時，下視丘分泌素也跟食慾有關。白天下視丘分泌素分泌量充足時，身體能夠有效率地消耗熱量，但在效果低落的夜晚吃太多的話，熱量無法順利被消耗，結果造成身體發胖。

另外，在空腹狀態、血糖值低下時，腦部會分泌下視丘分泌素刺激食慾。

所以，飢腸轆轆地躺上床鋪，腦部會因下視丘分泌素而清醒，難以進入深度睡眠。

想要瘦身的朋友，建議在睡前4小時適量吃點東西，再好好睡上一覺吧。

預防老化！

身體生鏽（氧化）會加速老化

各位女性朋友應該都很熟悉氧化、抗氧化這些詞彙吧。「氧化」被比喻為「身體生鏽」，是引起老化的原因。

這邊簡單介紹其中的機制，當氧氣與營養素結合產生能量時，會生成活性氧。活性氧的氧化力具有保護身體消滅細菌的效果，但因毒性過強，過量生成會對細胞造成傷害。這現象稱為氧化壓力，也就是身體生鏽（＝老化）。

優質睡眠有助於延緩老化

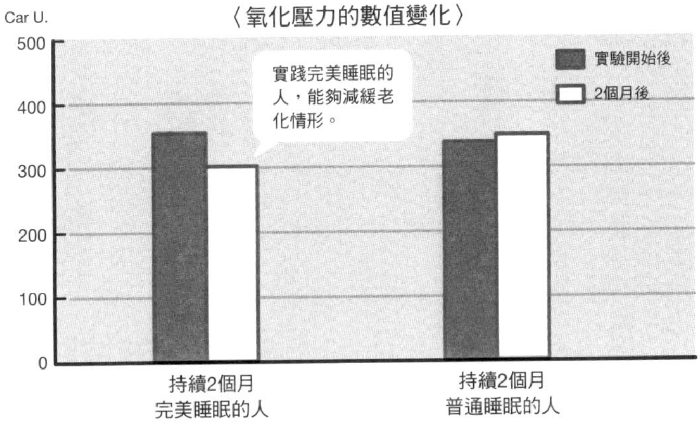

〈截自永田勝太郎醫師的臨床實驗〉

身體本來具有的抗氧化能力會隨著年齡增長逐漸下降，使得紫外線、壓力、睡眠不足等不規律的生活加速氧化作用。

由上圖的比較可知，持續完美睡眠的人氧化壓力的數值會降低（也就是不容易老化）。

這表現了睡眠在疲勞恢復與修復機能上的差異。**持續劣質睡眠，會讓身體繼續生鏽下去。**

比起高價的保健食品，好的睡眠更能促進褪黑激素分泌！

睡眠時分泌的褪黑激素、生長激素，具有減少棘手活性氧的功用。身體的能量轉換愈多，活性氧的產生也愈多，所以活性氧在清醒時非常活躍。

而睡眠時分泌的生長激素、褪黑激素，會發揮類似守門員的作用，保護細胞免於被氧化。

尤其是褪黑激素，擁有高於維生素C、維生素E的抗氧化能力。褪黑激素可靠的地方，除了本身的抗氧化作用之外，還具備消滅活性氧的酵素作用。

它是能夠雙效抑制氧化的抗衰老荷爾蒙。

令人遺憾的是，褪黑激素分泌最旺盛是在10歲的時候，之後隨著年齡增長逐漸減少。年長者會不好入睡，就是因為褪黑激素的分泌減少。然後，睡眠品質變差的話，又會進一步減少分泌。

比起購買高價的保健食品，取得優質睡眠的抗衰老效果更高。

受到關注的荷爾蒙DHEA-S也跟睡眠息息相關

另外一個作為預防老化的物質而備受關注的，是名為「DHEA-S」的荷爾蒙。

這是作成男性荷爾蒙睪固酮、女性荷爾蒙雌性素的材料，但因具備提升免疫、維持肌力與促進代謝、緩和壓力、激發意欲等多種功效，又被稱為「長壽荷爾蒙」。

另外，它也具備對抗壓力的機能。當人感受到壓力時，會分泌皮質醇來提高能量，使血糖值上升。

雖然此時有活性氧產生，但DHEA-S會跟著皮質醇一起作用，提升免疫力，防止氧化。與褪黑激素一樣，DHEA-S的分泌隨著年齡增長逐漸減少，睡眠品質變差的話，又會進一步減少分泌。

想要促進DHEA-S的分泌，除了增加深度睡眠之外，低負荷運動也是有效的方法。

經過科學證實，從事走坡道、爬樓梯等輕微運動後再睡上一覺，是保持年輕的最佳方法。

運動加上優質睡眠，不只能夠減肥成功，肌膚也會變得光滑。

每天從事健走，讓自己愈來愈年輕吧。

預防憂鬱症！

又是生氣又是笑個不停，熬夜沒有任何好處

品質差的睡眠會奪走控制情感的能力。

學生時代熬夜打麻將時，自己變得很容易生氣，也會因一點小事而笑個不停。雖然當時會覺得這樣的行為很有趣，但現在回想起來卻挺恐怖的。

關於情感控制，國立精神與神經醫療研究中心的研究團隊，解明了睡眠不足容易產生不安、抑鬱的機制。

讓14位健康的成年男性，參與平均8小時5分與4小時36分的睡眠日程，測量他們觀看恐怖片時的腦部活動，發現睡眠不足時情緒會變得不穩定。

這是掌管情感的扁桃腺機能不安定的緣故。

熟睡會讓情緒變得平穩，能夠控制情感，而**睡眠不足會沒辦法控制情感，陷入緊張狀態，出現強烈的不安、恐懼**。

此外，美國的研究指出，失智症小節提到的老舊廢物，熬夜時容易堆積在跟記憶、情緒有關的海馬迴與視丘。

九成憂鬱症患者睡眠不足

日本憂鬱症患者逐年增加，根據厚生勞動省的調查，２０１４年憂鬱症、躁鬱症的患者數攀升至１１２萬人。

尤其，最近高齡者罹患憂鬱的傾向增加。

罹患憂鬱後，變得容易負面思考，無法順利入眠。

因此，約有九成的憂鬱症患者都表示睡眠不足。

在熟睡狀態下，腦會「消去」壞的訊息，「記憶」好的訊息。

然而，睡眠品質不佳的話，連壞的訊息也會留下來，進一步沒辦法控制情感，惡化憂鬱的症狀。

對記憶中的壞訊息感到不安，引起警戒反應，造成壓力不斷累積。

前面的國立精神與神經醫療研究中心指出，**只要5天睡眠不足，就會陷入跟憂鬱症相同的不安定狀態。**

睡眠也有助於消除痛苦的記憶

被稱為壓力荷爾蒙的皮質醇，在睡眠不足時會分泌過剩，破壞腦細胞。

此時，為了修復損傷，腦部會分泌血清素、褪黑激素等荷爾蒙。

褪黑激素發揮讓腦部休息的催眠作用；血清素則會作用於掌管情感、記憶的領域，抑制不安、恐懼、痛苦來穩定情感。

血清素不足時，會覺得有氣無力、興致缺缺，容易感到疲憊而活動量減少。

然後，褪黑激素也變得難以分泌，陷入失眠狀態，進一步惡化憂鬱症狀。

不管哪個年代，睡眠不足都容易使人罹患憂鬱症。

法。

無論是記得重要的事情，還是忘卻討厭的記憶，取得優質睡眠是最好的辦法。

好好睡上一覺，保持身心健康吧。

第2章的統整

◆好的睡眠能夠提高免疫力。

◆睡眠品質不佳會讓癌細胞增殖。

◆睡眠不足會讓血管老化，形成腦中風的原因。

◆睡眠不足會增進食慾，削弱食慾抑制機能而變胖。

◆比起維生素，睡眠更能有效對抗衰老。

◆失智症的原因物質會在睡眠時去除。

我的
「最佳睡眠」
經驗談

父親的失智症狀減輕，生活上多了許多笑容

福岡市 A.M女士

家父現年73歲，50幾歲時出現腦梗塞、糖尿病、高血壓等症狀。雖然後來維持小康狀態，但腦梗塞再次復發。加上家母離開人世等噩耗接種而來，出現大聲喊叫、四處徘徊等失智症狀，最後住進老人保健設施。

住進設施後，大聲喊叫吵醒周遭的人、四處徘徊、隨地小便、對照護人員暴力相向等等，做出各種脫序行為……

為了避免被強制退出設施，想說有沒有辦法讓家父安穩深沉地睡眠，跟認識的人討論才得知完美睡眠，於是決定嘗試看看。

令人驚訝的是，家父的暴力謾罵大幅減少。除此之外，白天還會笑容滿面地閱讀報紙。「跟人交談時必須面帶笑容才行。」「我以前經常發脾氣，這可不行啊。」我已經好幾年沒有看見這樣的身影了……。

變得祥和的家父，其簡短智能測驗（MMSE）也從4分的重度失智症，轉為11分的中度失智症。

看著家父讓我深深體會到，想要身體健康得先改善睡眠。

溫暖身體睡眠，讓身心都變健康

醫療法人總體健康 TAKAOKA醫院院長 落合廣子

我在三重縣從事公共衛生醫師的工作，研究、診療以心理健康為主的總體健康。

透過優質睡眠改善血液循環、獲得深度休息，能夠提升白天活動的品質。這是我診療多位患者後的實際感受。

舉個例子來說，病患中有位28年前被診斷為雙極性障礙（躁鬱症）的53歲男性。

在診療過程，我先囑咐他改善身心的基本生活，並指導履行完美睡眠。因為睡眠跟腦部健康有很大的關係。

這位病患剛來就診時，血液中出現在貧血、睡眠不良患者上常見的特有紅血球。

然而，經過6個月後，紅血球幾乎都恢復正常。

以24小時監控測量自律神經、心電圖、體溫變化，六個月後睡眠時的副交感神經活躍，跟清醒時出現明顯的差異。

持續完美睡眠後，睡眠時的體溫升高

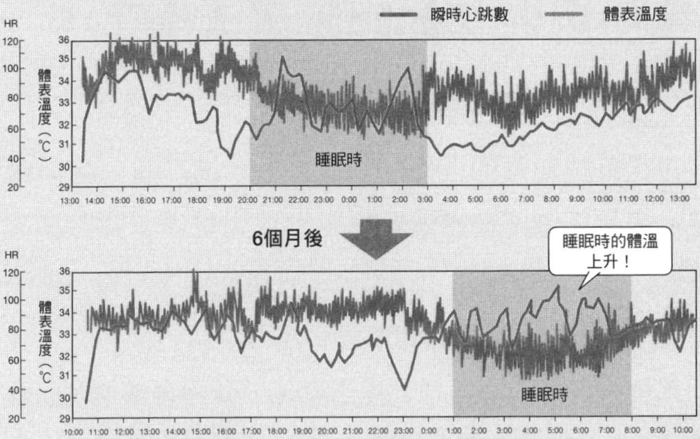

這表示他在清醒時積極活動，在睡眠時能夠放鬆、獲得深度休息。

睡眠時副交感神經活躍，是獲得深度休息的證據，相對能夠恢復腦的疲勞、修復細胞。

睡得深沉，基礎體溫也跟著上升。除了減緩貧血症狀，肝機能與甲狀腺機能獲得改善，躁鬱症狀也有所減輕。透過改善飲食等生活習慣，情況快一點的話，2～3個月就能改善憂鬱症狀。

重要的是不要過於鑽牛角尖，搭配優質睡眠等生活改善，提高身體本來的調節機能。

我的
「最佳睡眠」
經驗談

增進血液循環後，不再依賴持續服用25年的睡眠導入劑了！

岩手縣　Y.K先生　72歲

我從事教職員的工作，但因身體狀況不佳，在51歲就提早退休。當時的體溫為35℃，非常怕冷，每到冬天都不想從暖氣機前離開。花半天的時間處理家事後，接著要躺在床上半天，身體經常病懨懨的。

其實，自從48歲罹患乳癌治癒後，就因害怕復發而服用睡眠導入劑。接下來的25年，我堅信自己需要睡眠導入劑才能夠入睡……但真正重要的，其實是增進血液循環。

改善血液循環，體溫上升後，咳嗽、濃痰、眼屎等症狀讓我嚇了一大跳，但現在回想起來，那應該是身體在排除老舊廢物。鼻子恢復通暢，變得能夠清楚辨別氣味。

大約經過兩個月，平均體溫回升至36.8℃，終於不用依賴睡眠導入劑也能入睡！現在，即便白天感到疲勞，睡上一覺就能完全消除疲勞。半夜醒來上廁所，回到床鋪能夠馬上入睡。早上也醒得神清氣爽。

偶爾出疹子可以馬上治癒，以前身體撞傷的淤青很難消失，但現在經過一個禮拜就會自己消失不見了。身體感覺回到年輕時代一樣。

健康是無法用金錢改變的，我打從心底這麼覺得。

第3章

改變睡眠方式，人生也會跟著改變

好的睡眠不僅能夠讓身體健康，還能夠提升能力、工作表現！這章就來介紹這些驚人的效果與睡眠的機制。

不僅只「讓身體休息」而已，睡眠還有超重要的功用

腦部的疲勞只有在睡眠時才能消除

前面說明了，**最佳的睡眠取決於血液循環，若能取得最佳睡眠就能百病不侵。**

想必各位讀者已經十分了解睡眠的重要性，但是……我們真的理解「睡眠的意義」嗎？

人究竟為什麼需要睡眠？

睡眠最大的目的是，**讓腦部與身體休息**。

睡著後，意識程度降低，心臟的運作與呼吸也變得緩和，全身進入休息模式。

在睡眠期間，腦與身體在恢復疲勞的同時，也會進行消除壓力、細胞再生與修復，整頓體內的環境。

其中最為重要的是，腦部的休息。

腦部是全身的司令塔。

處理身體各處傳來的訊息，並不斷發送活動身體的訊號。

腦部的重量僅有全身的2%，但安靜時的運作卻約需消耗總能量的18%。

身體的疲勞只要靜下來休息，就能獲得某種程度的恢復，但**腦部只有在睡眠**

期間才能夠休息、修復。

另外，睡眠對學習能力的提升也很重要，腦部會在睡眠時整理、強化記憶。除了將暫時記得的知識轉為長期記憶，動作、做法等身體記憶也是在睡眠時強化。

原本解不開的題目隔天就解開了、原本做不來的運動睡一覺後就能做到了等等，這些都是記憶順利整理、強化的緣故。

在前面第2章提過，最近研究顯示，睡眠時腦內會統一排除老舊廢物，並進行腦部的維護。

腦部每天都透過睡眠來調整，維持健康的狀態。

這章將著重介紹完美睡眠能夠帶給腦部的恩惠。

睡眠品質端看剛入睡後90分鐘的「深度」

優質睡眠的關鍵在「剛入睡後」

在開始闡述取得好睡眠的方法之前，人是在什麼樣的狀態下入睡？先來簡單介紹睡眠的構造吧。

請見133頁的圖表。

睡眠依深度的不同分為「快速動眼睡眠（REM）」與「非快速動眼睡眠（NREM）」，其功能分別為：

- **快速動眼睡眠……腦部運作、身體休息的狀態**
- **非快速動眼睡眠……腦部、身體休息的狀態**

人會不斷反覆這兩種睡眠。

剛入睡後進入最深層的非快速動眼睡眠，接著轉為快速動眼睡眠，這個循環反覆4、5次，睡眠深度會逐漸變淺，慢慢清醒過來。

非快速動眼睡眠有4個階段，等級4是最深的睡眠。

想讓腦部休息，最重要的就是深度睡眠。

最初90分鐘能否取得深度睡眠是關鍵

入睡後90分鐘進入最深層的睡眠，細胞會積極再生。

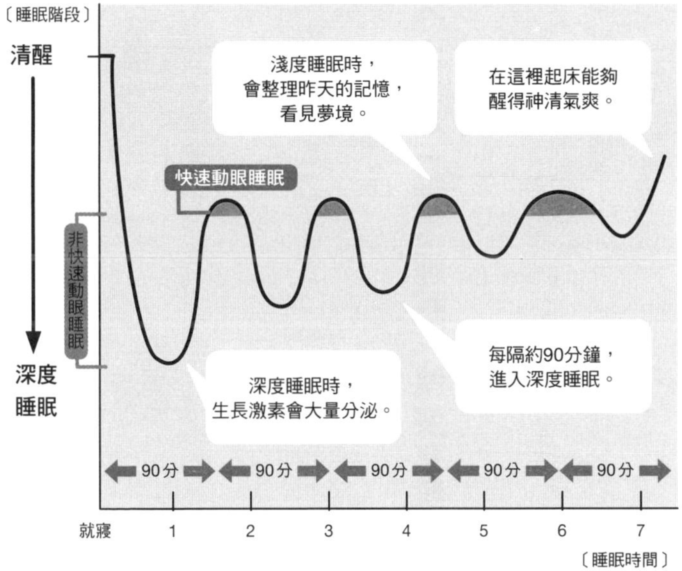

（※）睡眠的起伏變化會因人而異。

順便一提，在眼皮下眼球不斷轉動的快速動眼狀態，人會看見夢境。**最初90分鐘到來的非快速動眼睡眠是關鍵，在這段期間能夠睡得多麼深沉將決定睡眠整體的品質。**

為此，我們應該盡可能讓溫暖的血液流經全身各處，讓身體順利放熱，進入深度睡眠。

一開始的睡眠正是「黃金時刻」，努力在這個時段進入等級4的睡眠吧。

無論睡了多久，不是「深度睡眠」就沒有意義

健全的睡眠形式是，快速動眼睡眠與非快速動眼睡眠有規律地起伏變化。

雖然前面說每個循環平均90分鐘，但這其實因人而異，可能為50分鐘至110分鐘。

考量到個人差異，有時不能單純以90分鐘的倍數來規劃睡眠。

另外，促進細胞再生、新陳代謝的荷爾蒙，在最初的深度睡眠分泌最多。讓疲勞的腦部休息、排除腦內的老舊廢物，也都是在深度睡眠進行。記憶的強化也是多虧非快速動眼睡眠。

明明睡了很久卻還是感到疲勞，就是一開始沒有進入深度睡眠的緣故。

137頁的圖片是同一位人物，確實睡眠8小時以上時的睡眠量測結果。在睡前滑手機，即便取得理想的睡眠時間，深度睡眠也僅只10分鐘而已。這樣的睡眠品質非常糟糕。

理想情況是每天取得優質充足的睡眠，但對忙碌的現代人來說，入眠時的深度才是決勝關鍵！

如果睡眠時間不夠長的話，那就確保「剛入睡後90分鐘的深度」吧。

只要一開始能夠深度睡眠，比起無益的長時間睡眠，更能提高「睡得不錯！」的滿足感，增進白天的活動表現。

早上總是醒不來的人，有可能是睡眠障礙

明明每天睡眠7小時以上，早上還是很難醒來的人，有可能是睡眠障礙。

早上感到嗜睡的時間僅只5分鐘左右的話，則不需要太擔心。

設定手機的貪睡功能還是會睡回籠覺，好不容易爬起來，睡意卻持續20～30分鐘的「早上總是醒不來的人」，就得當心了。

取得優質睡眠的話，每天早上會起得神清氣爽。

感到「睡得不錯！」的同時，會自然甦醒過來。

如同這節開頭的說明，人睡著後會先進入深度睡眠，隨著早晨的接近轉為淺

早上總是很難起床的人，建議重新審視睡眠品質

即便睡了8個小時，還是覺得「早上很難醒來」、「白天嗜睡」的人，很有可能是「熟眠障礙」。

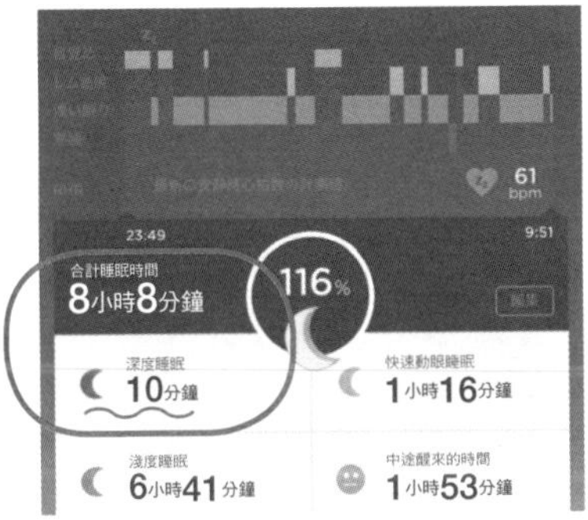

✕ 因為睡前滑手機，睡眠品質非常糟糕。

半夜醒來好幾次，
「深度睡眠」的比例較少

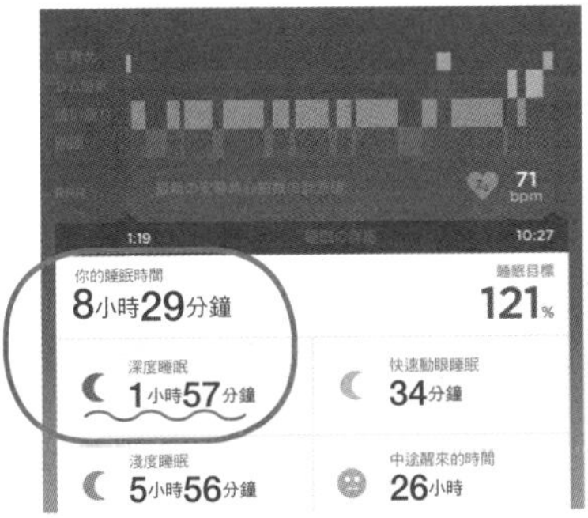

○ 取得充分的睡眠時間，品質也很不錯。

在整體睡眠時間中，
「深度睡眠」的比例較多

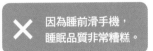

度睡眠，開始準備清醒。

早上很難起床，是大腦沒有順利從睡眠切換至清醒狀態的緣故。**血液循環差會造成腦部的血流不足，使得經過很久還是沒有變成「ON」的狀態。**

另外，體溫也沒有高到可讓身體積極活動，頭腦和身體恍惚遲鈍。

在睡眠科學上，這種朦朧狀態被稱為「睡眠慣性」。

出現睡眠慣性時，即便眼睛睜開了，頭腦也處於瞌睡狀態，產生一股硬被挖起來的倦懶感。

好的睡眠能夠維持記憶力

睡眠不足會破壞腦細胞!?

睡眠不足造成最大傷害的地方是大腦。

腦部的運作會消耗大量的能量、血液與氧氣，所以每天需要休息一定的時間來進行修復。

然而，睡眠不足會造成修復無法進行，再加上繼續跟白天一樣運作的緣故，**腦細胞會因營養不足而死亡。**

持續睡眠不足會讓注意力無法集中，增加工作學習上的失誤。有份統計數據顯示，連續一個禮拜睡眠時間低於6小時的話，犯下失誤的頻率跟熬夜2天相同。這是腦部受到傷害的證據。

睡眠發揮最大作用的是，長時間保存知識、經驗訊息的「長期記憶」。學者認為，在活動獲得資訊較少的睡眠時，腦內會處理資訊並強化記憶。

「先睡一覺」能夠提升作業效率！

學習也是強化記憶的一種，對於睡眠與學習效果的關係，已有複數的研究結果。

其中較為有名的是，加利福尼亞大學（University of California）的馬修　沃克（Matthew Walker）主任的發表（參見下頁圖表）。

讓受試者進行「按固定順序敲擊按鍵」的簡單敲擊測驗，結果中途未穿插睡眠時，正確率稍微提升一些，而**中途穿插睡眠時，正確率大幅上升**。

沃克主任表示：「睡眠會讓腦部變成如乾海綿般的狀態，能夠吸收新的資訊。」

所以，跟熬夜硬記新事物相比，睡一覺讓頭腦恢復精神，更能提升腦部性能，增進學習效率。

能夠消去不需要的記憶

在強化記憶時，腦部被稱為海馬迴的部分會過濾分類訊息。海馬迴將訊息強化為長期記憶的基準是，「反覆進入腦中的事物」、「判斷為重要的事物」、「令人印象深刻的事物」。

中途穿插睡眠，提升作業效率

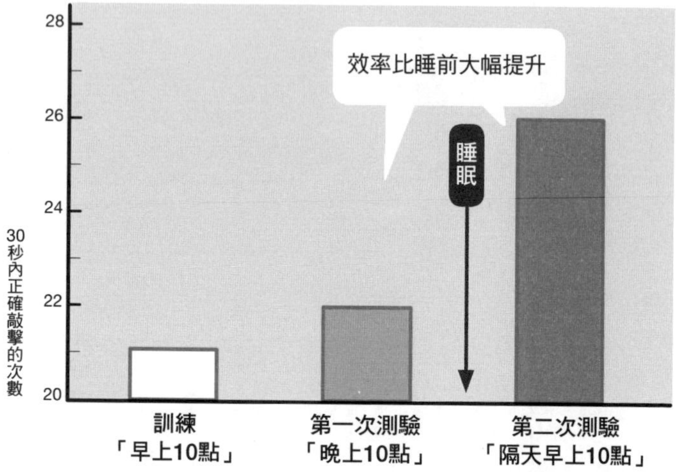

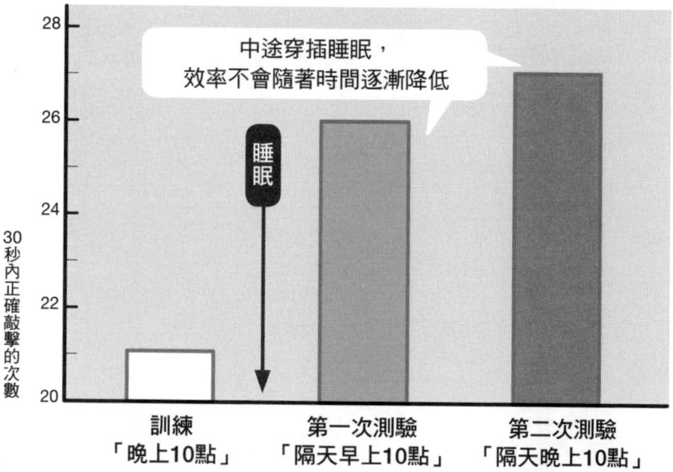

〈改自Walker, et al. 2002〉

雖然記憶強化與睡眠節律的關係有很多種說法，但研究結果皆指出，記憶經由反覆快速動眼睡眠與非快速動眼睡眠，隨著時間經過強化定著，與相關訊息形成索引。

同時，睡眠也具有消去記憶的作用。這也與剛入睡後的非快速動眼睡眠有著密切的關係。

睡眠中，藉由除去學習時使用的神經，消去不需要的記憶，確保必要的容量。

想要提升腦部性能，得清除不需要的訊息，將腦內整理出空間。空出空間才能夠固定必要的資訊，提升活動表現。

運動結果會受到睡眠影響

靠睡眠的力量進入大聯盟的大谷選手

運動科學領域也認識到睡眠的重要性，已經出現好幾件運動員靠睡眠提升表現的例子。

比如挑戰美國大聯盟，現於洛杉磯天使隊擔任投手的大谷翔平選手。他擅長投球又擅長擊球，真的就是二刀流。他更在2018年5月25號的賽場上，以飛快的腳程將單純的一壘安打轉為二壘安打，展現出他「擅長跑步」的一面。

這樣的大谷選手從高中時代就重視睡眠，**每天都要睡超過7小時，現在仍被稱為「睡眠大王」**。

與外國選手不分軒輊的表現，說是睡眠的力量也不為過吧。

大幅提升投籃命中率

接著介紹其他的實驗吧。

史丹佛大學（Stanford University）的籃球部進行每天睡10小時以上，為期約1個月的指導，結果80公尺衝刺短跑縮短0．7秒、罰球命中率提升9％、三分球命中率提升9．2％，投籃命中率整個大幅上升。

教練也表示，球員在練習時、比賽時的幹勁明顯增加。

另外，早稻田大學的驛傳（路跑接力賽）選手也活用睡眠來提升表現。據說他們在集訓時每天跑將近50公里的距離，再搭配10～12小時的睡眠來恢復疲勞，以這樣的方式進行著高強度訓練。

再來，前往時差大的國外比賽時，教練會根據白天體溫最高（身體最為活躍）的時間，決定選手睡眠的時段。

比如日本國家女子足球隊出國比賽時，就是由比賽時間反過來推算就寢時段。

對運動員來說，優質睡眠是不可欠缺的。

睡眠除了提升身體能力，也能大幅增進集中力、運動表現。

課業愈好的孩子，睡得愈充足

僅多睡3小時，就能提升記憶力！

考量到記憶強化、生長激素的分泌，睡眠不足可說是學習唸書的大敵。如果持續睡眠品質不佳，好不容易唸完的知識也會忘卻，失去學習的意義。

這邊舉例一個跟學習記憶有關的實驗結果吧。

讓受試者記憶24組單字，接著分成睡3個小時的組別與不進行睡眠的組別，量測兩組的記憶學習效率，結果前者記憶提升32．4％、後者記憶提升16．5％，**睡眠組別的記憶強化明顯比較好。**

愈早睡的孩子愈聰明

關於就寢時間與成績的關係，日本進行了各式各樣的調查。福岡教育大學橫山正幸教授針對小學四年級至六年級的學童，調查學業能力與就寢時間的關係，指出睡眠會影響學業能力。

成績前幾名的組別，多達45％的學童於晚上9點1分至9點半間就寢；成績後面幾名的組別，45％的學童於10點1分至10點半之間就寢。

整體來看，成績前幾名的組別，有75％的學童於10點前就寢，而成績後幾名的組別，許多學童到11點才睡覺。

充足睡眠的孩子比較聰明

由下表可知，晚上9點～晚上10點就寢的小學學童，學業成績比較好。

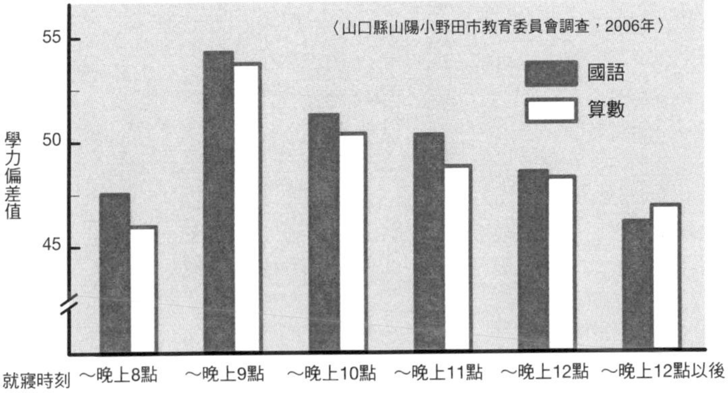

根據2006年山口縣的調查，就寢時間在晚上9點前的孩童學力偏差值最高，後面則隨著就寢時間的延遲逐漸降低。

孩童成長後容易出現熬夜的傾向，但若想要提升成績的話，應該要提早就寢。**好好睡上一覺，白天才能集中精神唸書，在睡眠時保存學到的知識。**

《基礎講座 睡眠改善學》（堀忠雄・白川修一郎監修／ゆまに書房）指出，小學生當中，成績前幾名的人大多早早入睡。這現象在三年級生和六年級生更為顯著，愈晚睡覺的學童，考試的平均分數愈低。

以筆者我自身為例，大谷家也體會到睡眠的效果。小女在家完全不唸書，卻應屆考上偏差值75的名門學校。

她每天放學後直接前往補習班，回到家大約晚上10點，看看電視節目放鬆後，晚上11點便躺上床鋪就寢。

她起床的時間為早上6點，每天都睡足7小時。因為在家裡完全不碰書本，反倒讓父母感到焦急。就應考生來說，她睡得相當充足。

持續完美睡眠能夠幫助記憶強化，提升學習的效率。

睡得愈好的人，年收入也愈高!?

對睡眠感到愈滿足的人愈會賺錢

就全世界來看，日本是睡眠時間少、睡眠滿足度也低的國家。

以睡眠改善為目標舉辦活動的「好好睡！論壇」，針對全國20～60歲的男女的調查指出，**對睡眠感到滿足的人比起感到不滿的人，前者的年收入高於後者。**

端看年收入700萬日圓以上的比率，對睡眠感到滿足的人有13．1%，而不滿足的人僅有8．1％；年收入1000萬日圓以上的話，對睡眠感到滿足的人有4．2％，而不滿足的人僅有1．7％。

順便一提，睡眠時間7小時以上的人，有72．2％回答「滿足」；睡眠時間介於5～6小時的人，回答「不滿足」的比率增加；睡眠時間低於4小時的人，有94．4％回答「不滿足」。

睡眠品質不佳的話，身體各器官的運作會變得遲鈍、活動表現也跟著低落，工作效率明顯變差，進而對收入也產生影響。

成功的人睡得愈少，這已是很久以前的認知了。

拿破崙、愛迪生確實是超級短眠者，但能夠不睡覺提升活動品質的人幾乎不存在。天才愛因斯坦也相當重視睡眠，每天都要睡10個小時。

鍛鍊身體、留意睡眠，是現在世界高階主觀的常識。

據說，比爾 蓋茲的睡眠時間為7小時；哈芬登郵報的創辦人阿瑞安娜 赫芬頓（Arianna Huffington）的睡眠時間為7～8小時；建起Amazon的世界級大富豪傑佛瑞 貝佐斯（Jeffrey Bezos），每天都要確保8小時的睡眠。

再者，睡眠改善委員會針對「熟睡者」與「隱性失眠者」的年收調查指出，**「隱性失眠者」的年收入比較低，且經常出現加班的情況。**

想要有效率地工作，就得好好睡眠

睡眠是快速動眼睡眠與非快速動眼睡眠為一組循環，雖然每個人需要的時間不同，但腦部整理訊息並轉為記憶，共需要五組這樣的循環。

需要花費時間睡眠，才有辦法轉為完全的記憶。

一組循環的時間因人而異，這邊暫且以多數人符合的90分鐘為例。

90分鐘×5＝7小時30分鐘

想要增進腦部的運作，需要確保這麼多時間。

根據日本生產性本部（相當於台灣生產力中心）的「2017年勞動生產力的國際比較」，日本在經合組織（OECD）35個加盟國中排名第20，端看主要的7個國家，自1970年就一直是墊底的狀況。

根本可說是不名譽的第1名。

這正是犧牲睡眠時間工作的日本人，工作效率不佳的證據。

在消除壓力、提升記憶力與作業效率、增進工作表現上，睡眠皆扮演非常重要的角色。睡得好賺得多，應該沒有比這個更棒的事情了吧。

第3章的統整

◆睡眠分為快速動眼睡眠與非快速動眼睡眠。

◆剛入睡後90分鐘的深度睡眠是決勝關鍵。

◆睡眠能夠大幅提升記憶力。

◆愈聰明的孩子愈早就寢。

◆取得良好睡眠的人，大多年收入也比較高。

藉由完美睡眠獲得身心健康、豐富人生

千田代國際診所院長 永田勝太郎

我以現代醫學為基礎，搭配漢方醫學、身心醫學進行治療（全方位醫療），在這個過程當中，我也進行失眠的研究。

由疾病大多來自生活習慣的紊亂，可知自我控制日常生活的自制力非常重要。

其中，完美睡眠的效果備受期待。在治療失眠的時候，一開始會先進行睡眠檢測。

持續實踐暖和身體、改善血液循環的完美睡眠，能夠提高自律神經的機能。

這可有效整頓生物體內的恆定性，無論處於什麼環境下，躺下來就能激活副交感神經。

左頁是實際記錄心搏變化，量測自律神經機能的數據（長條圖表示副交感神經的反應）。

在身體固定於床鋪的狀態下，調查副交感神經於立位（站

躺下來後的副交感神經變化

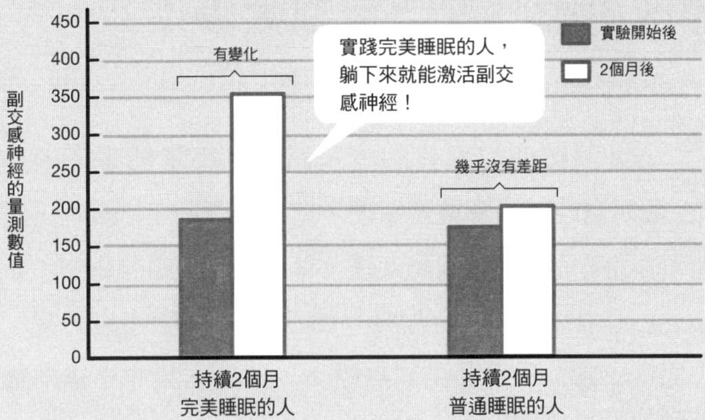

〈截自永田勝太郎醫師的臨床實驗〉

立狀態）與臥位（橫躺狀態）的變化，發現熟睡的人躺下來就能激活副交感神經。

換句話說，即便因旅行、出差等改變寢具，也能夠馬上睡覺休息。

持續完美睡眠後，精神會因血液循環改善、自律神經恢復正常而獲得安寧，與老化有關的氧化壓力也會降低。

作為健康法來實踐，除了能夠身心健康之外，還能夠提升生活品質。

我的
「最佳睡眠」
經驗談

容易生病的小犬
靠改變睡眠考上京都大學！

練馬區 加藤女士

小犬可能遺傳到我的虛弱體質，經常出現過敏症狀。明明是小孩子卻肩頸僵硬，有時輕微發燒持續兩、三個月。這孩子從小不容易入睡，早上也很難叫起床。

上國中從事社團活動後，每天回到家都精疲力竭，我很擔心這樣下去會搞壞身體……於是，我才想讓他嘗試完美睡眠。剛開始幾天只能酣睡5分鐘，但持續一陣子後，變成半夜會醒來幾次，接著能夠一覺到天亮，可以自己起床。他後來能在決定好的時間馬上清醒，吃完早餐後高興地上學。

晚上9點半就寢、早上5點起床，持續這樣的生活一陣子後，他變得都能夠順利轉換唸書、社團、遊玩、休息等活動，全心全力集中精神投入眼前的事物。

他高中沒有去補習班或者大考衝刺班，抱著「沒有考上第一志願會後悔」的心態勤奮唸書，最後順利考上京都大學。

他能夠這樣做自己喜歡的事情，還考上理想的大學，我想都是多虧取得良好的睡眠，從身體內部改變體質的結果。

第4章

實踐完美睡眠的熟睡技巧

每天稍微留意一下，提升睡眠品質。
本章接著會介紹進一步增加睡眠品質的熟睡技巧。

熟睡技巧①

不是早睡早起，而要早起早睡

沒辦法突然「早睡」……

比起「早睡早起」，「早起早睡」更為重要。

這並不是「早點起來做事」的道德規範，而是基於身體機制的考量。

首先，「早起」能夠調整身體的節律。

不論怎麼努力睡眠，如果沒有對上體內的時鐘，就無法睡得深沉。

變成習慣深夜就寢的夜貓子後，會沒辦法突然「早睡」。

想要獲得深度睡眠，得先要重新設置體內時鐘，確實區分白天與晚上。

那麼，該怎麼讓睡眠對上體內時鐘呢？

「早上的陽光」能夠重置體內時鐘

答案是「早起」。

即便昏昏欲睡，也硬是起來沐浴早上的陽光。如此一來，身體會認識「起床的時間」，變成早上清爽起床、晚上自然入睡……體內時鐘會像這樣重新設置。

早上沐浴的陽光，正是讓睡眠對上體內時鐘的關鍵要素。

白天的陽光訊號進入眼睛，傳至腦部視交叉上核後，體內時鐘就會被重置為白天時間。

接著，各器官也轉為活動模式，持續12～13小時高新陳代謝的活動狀態。然後，接收白天陽光訊號經過14～16小時後，松果腺會開始分泌褪黑激素，誘發睡意。

松果腺是位於腦內的小器官，分泌誘發睡眠的荷爾蒙褪黑激素。

實驗數據指出，讓僅於晚上活動的夜行性老鼠沐浴早上的陽光後，牠會改成在白天活動，生物節律的周期也從23小時變為24小時。

隔天必須早起而臨時提早就寢卻睡不著，就是因為還未到褪黑激素的分泌時間。

早上在窗邊做雜事！

沐浴到早上的陽光後，自然就會清醒過來。說得極端一點，只要可以感受到早上的陽光，即便眼睛僅張開一半也沒關係。因為這樣視網膜也能捕捉到光線。陰天、雨天也沒有問題！陰天窗邊的照度也超過1000勒克司，室內照明頂多500勒克司，絕對可以大幅提升清醒度。

早上總是起不來的人，建議睡前可拉開床簾約10公分。起來後，走到窗邊完全拉開窗簾吧。刷牙、查看社群軟體等等，在窗邊處理早上的瑣事，頭腦就會清醒過來，加快早上整理儀容的速度。

而且，這樣晚上也能容易睡著。

那麼，朝陽是指幾點的時候呢？

考量到體內時間調節與就寢時間，**建議在早上7點以前起床。**

即便是休息假日，也要在早上9點以前起床。

早上10點到下午5點之間沐浴陽光，對體內時鐘的重置沒有影響，所以早上睡過頭的話，生物節律會亂掉。

早上沐浴陽光，晚上容易睡著

即便想繼續睡覺也要起床，
這樣晚上才能自然入睡

7點以前起床

沐浴早上的陽光，
重置體內時鐘

11點以前就寢

夜晚能夠自然入睡

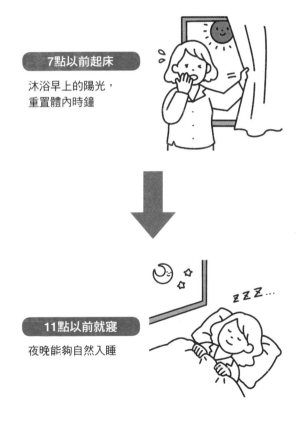

熟睡技巧②

早上吃香蕉、晚上食黃豆，睡得又香又甜！

早上的食物會影響睡眠!?

根據厚生勞動省2016年的「國民健康營養調查」，20幾歲的男性約每三人就有一人、女性約每四人就有一人不吃早餐。

早餐是促進體內時鐘運作的必需要素，跟熟睡也有關係。飲用熱湯暖和身體很不錯，但**固體的食物會比流質的好**。細嚼慢嚥可讓身體知道「早上了！」叫醒消化器官等身體的各器官，整頓體內節律。

提升睡眠品質的營養素有色胺酸（tryptophan）。這是人體的必需胺基酸之一，也能夠轉換為血清素，作為褪黑激素的原料。

不過，睡眠不足會讓色胺酸沒辦法進入腦內。另外，血清素的合成也需要維生素B6。富含色胺酸的食物有香蕉、黃豆製品（豆乳、豆腐、納豆等）、乳製品（牛奶、起司、優格等）等等；富含維生素B6的食物有魚類、豬肉、雞肉、肝臟等等。

常聽聞晚上喝牛奶可以助眠，但有些日本人體質不適合飲用乳製品，**可選擇自古以來就被當作是食物的黃豆代替。**

另外，**忙碌的早晨，建議選擇方便食用的綜合營養食物——香蕉。**

養成這樣的飲食習慣後，就能開啟熟睡的大門。

傍晚以後不喝咖啡，睡覺前不碰酒精

在早晨、白天，許多人會飲用咖啡來驅趕睡意，但喝下咖啡裡的咖啡因，需要經過15～30分鐘才能夠抑制睡意。考量到利尿作用也會影響睡眠，**建議傍晚以後少喝咖啡**。如果想要暖和身體幫助放鬆的話，不妨選擇無咖啡因的熱飲。

酒精具有的鎮靜、催眠作用，能夠幫助入睡，但酒精很快就會在體內被分解，可能因為血中的酒精濃度驟降，結果反而太早醒來。

持續飲酒會讓身體對酒精產生耐性，使得催眠效果減弱，需要小心留意。建議飲用一罐啤酒（350ml）就好，**當作晚上小酌一番，而不是喝酒助眠**。

幫助睡眠的食物

早餐～午餐

富含維生素B6的食物

- 鰹魚、鮪魚、沙丁魚、秋刀魚
- 牛肝、豬肉、雞肉
- 香蕉
- 芝麻、辣椒

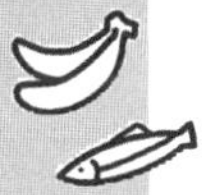

晚餐

富含色胺酸的食物

- 豆腐、納豆、味噌湯、豆乳、豆皮等黃豆製品
- 蛋、牛乳、起司、優格
- 豬肉、雞肉、鰹魚、鮪魚
- 香蕉
- 蕎麥麵、義大利直麵（乾麵）
- 堅果類、芝麻

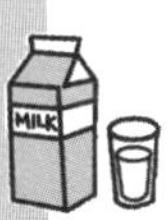

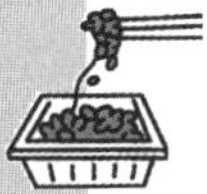

熟睡技巧③

上午花30分鐘到戶外走一走

太陽光有助加深睡眠

捕捉到早上的陽光後，腦內會分泌神經傳遞物質血清素。血清素具有安定情緒的作用，因而又被稱為「幸福荷爾蒙」，它也是褪黑激素的原料，在白天分泌量充足的話，晚上也就容易分泌褪黑激素。

換句話說，**白天強烈的清醒也能誘發晚上的睡意**。

清醒後，在3～4小時以內沐浴超過2500勒克司的光線，睡眠荷爾蒙

「褪黑激素」就會受到抑制，頭腦變得非常清醒。

太陽光的照度為2500～5000勒克司，晴朗的白天甚至會超過1萬勒克司。沐浴陽光，捕捉到光訊號後便會清醒過來，讓身體反應「現在是活動時間」。

白天積極活動、確實運動身體後，晚上換成副交感神經活化，為了讓身體放鬆休息，自然會產生睡意。

上午或者白天花20～30分鐘到戶外走一走，沐浴太陽光吧。只要走到戶外，沐浴到生長光線（遠紅外線），身體就會變得暖和，可當作是輕微的運動，增進血液循環，一舉數得。

即便外面天氣不佳，自然光也能帶來各種恩惠，建議養成每天至少外出一次的習慣。

熟睡技巧④

傍晚運動與夜晚伸展也有不錯的效果

讓生活配合體內時鐘

讓體內時間對上地球時間，在代謝旺盛的白天活躍、在夜晚放鬆休息，也是熟睡的訣竅。

早上起床沐浴陽光後，想要讓頭腦清醒，沖澡也是有效的方法。熱與水流對皮膚的刺激，能夠活化交感神經。

用水洗手也能夠給予刺激，讓頭腦清醒過來，但冬天的水過於冰冷，可能造成血壓驟升，需要小心留意。

泡熱水澡也會造成血壓急遽變動，所以這邊也不建議。

如同熟睡技巧③所述，作為白天的活動調整生物節律，請盡可能在上午到戶外沐浴陽光。

這樣腦部也能充足分泌增進身體活動的荷爾蒙「血清素」。

另外，沐浴陽光除了能夠暖和身體、湧現能量之外，體內也會合成維生素D增強骨骼。尤其推薦給骨頭脆弱，擔心罹患骨質疏鬆症的女性朋友。

如果擔心紫外線的話，可塗抹防曬乳來阻擋。

血清素的分泌能夠提升白天的活動表現，加深夜晚的睡眠。

想要引起睡意，建議在傍晚運動

想要增加血清素的分泌，運動身體也是有效的方法，尤其是傍晚4點至晚上8點體溫升高的時段。太晚運動反而會影響睡眠的時間，**建議在下午4～8點左右從事運動。**

運動身體能夠改善血液循環、增加熱量消耗，還可促進生長激素分泌。

即便不是激烈的運動，健走等輕度運動就足夠了。以會些微流汗的速度健走30分鐘左右，深部體溫就容易在睡前降低下來。

沒有運動習慣的人，也可從事輕度的深蹲、踮腳運動。

早上輕微活動，充實的運動留到傍晚

沐浴陽光

讓身體由內暖和起來，進一步促進血清素的分泌。

每天從事30分鐘左右的運動

暖和身體，增進血液循環。

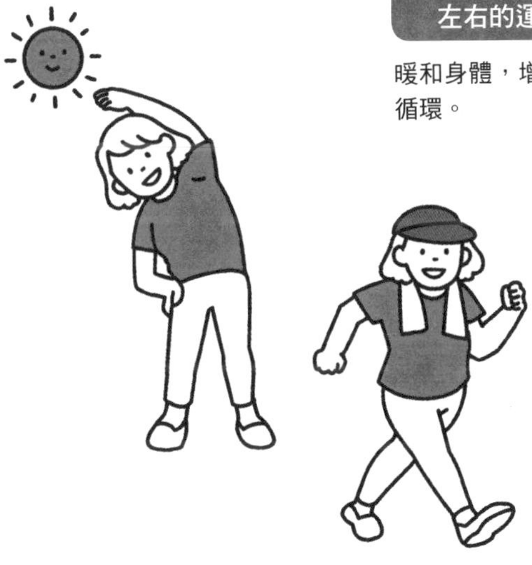

運動留到傍晚

在體溫的高峰從事運動，身體容易放熱，有助於順利入睡。

利用腳部的幫浦機能，將靜脈的血液送回心臟，促進血液循環吧。

早上自律神經不安定，激烈運動會對心臟造成負擔。上午建議從事廣播體操等輕度運動就好，安排需要動腦的作業吧。

晚上可做些伸展運動等，緩解放鬆身體。

躺上床鋪前劇烈活動身體的話，會激活交感神經而妨礙睡意，所以從事增進血液循環，暖和緩解身體的伸展運動就好。

每個人都會遇到的「白天睡意」

下午2點至4點感到嗜睡，是體內時鐘作用所造成的。

「午餐吃太多會想要睡覺。」雖然有這樣的說法，但無論有沒有吃午餐，這時段都會迎來睡意高峰。根據義大利的調查，此時段的交通事故量僅次於深夜，

兩個睡意高峰

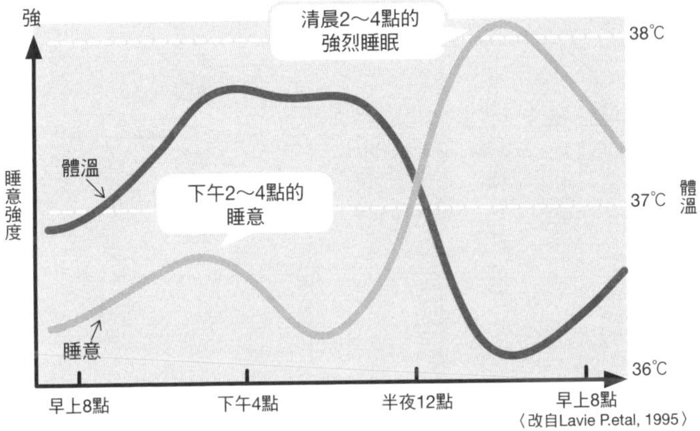

〈改自Lavie P.etal, 1995〉

多數人會在這個時候特別犯睏。

所以，我們應該要配合身體節律，適當地安排時間。

舉例來說，社會人士可以這樣巧妙控制睡意：

- **需要動腦思考的事情，安排在上午來處理。**
- **在下午犯睏的時段，安排商談、外出等不太需要注意力的作業。**

如果實在睏到不行，不妨趴在桌上

小睡15分鐘左右吧。躺下來睡超過30分鐘的話，可能會妨礙到夜晚的睡眠，需要小心留意。

人沒有辦法「補眠」

此外，週末熬夜或者補眠平時的睡眠不足，許多人會睡到將近中午吧。

然而，早上睡過頭1小時，體內時間就會往後延遲1小時。

舉例來說，假設某人六日早上睡過頭，造成星期日晚上難以入睡，結果星期一早感到非常疲倦……發生所謂的「憂鬱星期一」。

人沒有辦法「補眠」。

無論是晚睡還是早上睡過頭，都會擾亂24小時周期的體內時鐘。

每天盡可能在同一時間起床、在同一時間就寢，才能夠獲得深度睡眠。

習慣早上睡很晚的人，建議每次提早15分鐘起床。相較於一下子突然早起，這樣比較容易實踐才對。

想要在休息日好好睡一覺的人，注意不要多睡超過1小時，以免擾亂體內的節律。

過著規律的生活，取得深度睡眠的話，可提升白天的活動效率。

白天活動、夜晚熟睡……能夠進入這樣的循環喔。

熟睡技巧⑤

睡前2小時不讓眼睛接觸強光

「晚上環境明亮」是睡眠障礙的原因之一

幫助睡眠的荷爾蒙褪黑激素，其分泌主要是受到光來調節。早上的光線會抑制分泌，晚上變暗後則會促進分泌。反過來說，想要促進其分泌，則需要讓環境昏暗。

環境太亮而睡不著，或者開著電燈睡著卻又馬上醒來，各位有過這樣的經驗嗎？

在現代24小時社會裡，即便是夜晚，都市也燈火通明，深夜前往便利商店、家庭餐廳，有時甚至會忘記已經晚上了。

其實，這就是產生睡眠障礙的原因。

在明亮的環境下，褪黑激素的分泌會受到阻礙，不但難以入睡，睡眠深度也較淺。

另外，在夜晚照射到強烈光線，體內時鐘會偏移成夜型。

各位有看過夜間地球的衛星照片嗎？

在全世界，日本特別的明亮，東京、大阪感覺就像是在發光一樣。雖然在黑暗中發光看起來很漂亮，但這對健康來說絕對不是良好的環境。

過著這樣的生活，難以開啟睡眠的開關也是理所當然的。

生活在明亮都市的人，**睡前不要前往便利商店，需要刻意減弱照明等進行光的調節。**

入睡前逐漸調暗環境

人在晚上會比白天對光線更為敏感，100勒克司的照度也能讓頭腦清醒。環境愈是明亮，人會愈清醒，**想要提升睡眠品質，入睡前應減少進入眼睛的光量。**

順便一提，便利商店裡面的照度超過1500勒克司；客廳的照度約為400〜500勒克司；月光的照度約為0.5〜10勒克司。

讓褪黑激素順利分泌的訣竅是，睡前逐漸調弱照明的亮度。請安裝調光式的天花板燈、間接照明，告知腦部差不多該進入睡眠模式了。

寢室的光源是直接照明的話，可套上燈罩等將其轉為溫和的光線。就寢期間關掉電燈的漆黑環境是理想情況，但對黑暗感到不安的人，可裝設小電燈泡的暖色系照明。

建議燈泡照度跟月光一樣10勒克司左右。這也是適合放鬆的照度。

睡前關掉智慧手機、電腦！

躺在床上查看LINE、工作到深夜的網路公司等等，許多人會在就寢前使用智慧手機、電腦、電視。

然而，這些明亮的畫面會讓你不容易入睡，降低睡眠的品質。

睡眠需要的是激活副交感神經。智慧手機、電腦、電視不但無法讓腦部放

晚上不讓眼睛接觸強光

眼睛接觸強光後，腦部會進入清醒狀態，即便努力想要入睡，也完全睡不著。

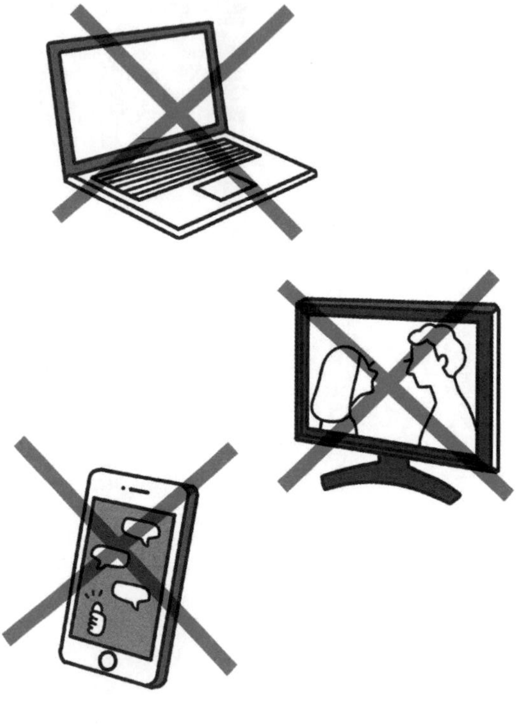

睡前1～2小時
不接觸強光！

鬆，還會刺激交感神經，促使人清醒過來。

根據日本文部科學省的「注重睡眠的生活習慣與孩童自立等的關係性調查」，睡前使用智慧手機、電腦的孩童，竟然佔了全體的52％。然後，這些孩童在白天感到非常嗜睡，生活明顯受到強光數位工具擾亂。

雖然可以選擇調低智慧手機、電腦、電視畫面的亮度，但為了健康著想，**不妨睡前1～2小時就遠離電視、智慧手機、電腦吧。**

比起在晚上使用，不如白天起床再作業，頭腦轉得比較快，效率也會有所提升。

熟睡技巧⑥

睡前2個小時，事先提升體溫

睡前先暖和身體

如同前面的說明，人在睡眠時會從手腳放熱，降低深部體溫，讓腦、臟器、肌肉休息。

人體具有維持一定體溫的機能，當體溫上升時，相對也會進行放熱。

利用這個機制，在睡前暫時提升體溫來放熱，以降低深部體溫。

在入睡前，慢慢提升體溫吧。

浸泡熱水能夠讓身體暖和起來，建議可以泡個熱水澡。

請慢慢浸入熱水中，並做深呼吸。

全身浸入熱水後，身體會變得輕盈，整個人放鬆下來。

這能夠一口氣解放腦、肌肉、支撐體重而緊繃的骨頭，促進血液循環。

激活副交感神經後，身體會暖和起來，做好就寢的準備。

想要放鬆身心，熱水的溫度也是關鍵。

水溫38～40℃左右，慢慢浸泡15～20分鐘，讓身體從內部暖和起來吧。

雖說睡前要暖和身體，但睡前不適合浸泡過熱的熱水澡。

42℃以上會刺激交感神經，造成血管收縮、血壓心搏上升，讓頭腦清醒過來。

泡澡請在睡前1～2小時

泡澡請在睡前1～2小時完成吧。

雖然時間長短因人而異，但從手腳放熱到身體深部體溫下降，大約需要1～2小時。

沒辦法那麼早泡澡時，建議泡溫水澡或者讓手腳浸泡熱水。**手腳的微血管發達，暖和後能夠加速放熱進行，變得容易入睡。**

不少忙碌的人、男性會嫌泡澡麻煩，僅沖一沖熱水澡就了事，但沖澡水流的刺激會活化交感神經，促進頭腦清醒，所以睡前不適合沖澡。

如同前面的說明，促進血液循環最有效的方法，是能夠「產熱」的溫泉泡澡。

晚上泡澡、白天沖澡

晚上激活副交感神經、白天激活交感神經，適時切換身體的開關！

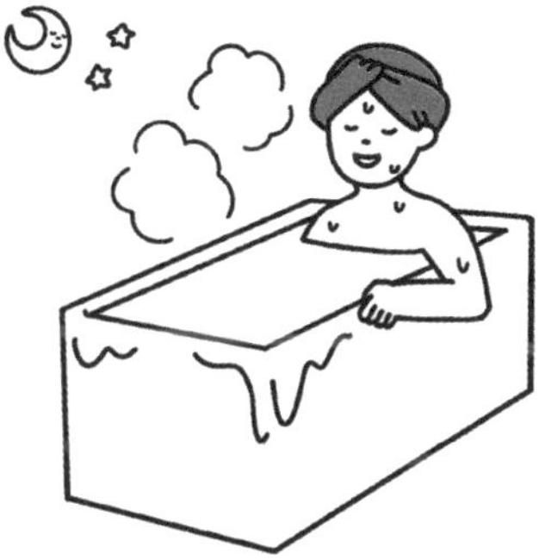

浸泡38～40℃的熱水

晚上慢慢浸泡熱水15～20分鐘。

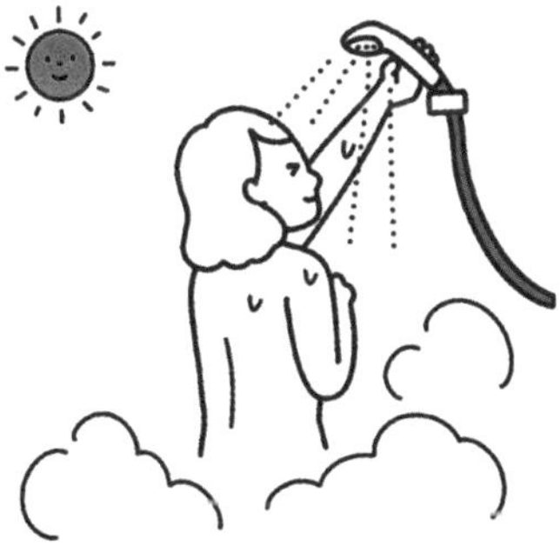

沖淋42℃的熱水

早上沖淋較熱的熱水，切換身體的開關

尤其是碳酸泉，碳酸成分的刺激能夠擴張微血管，即便溫度較低或者泡澡時間不長，也能有效率地暖和身體。

不妨偶而去泡泡溫泉，或者試著在家裡使用含有碳酸氣體的入浴劑吧。

襪子會妨礙熟睡

除了體溫之外，將寢室調整為適宜的溫度也很重要。

每個人感到舒適的溫度不同，不過通常夏天為26℃左右、濕度約為60%；冬天為18～23℃、濕度約為50～60%。

身體感到寒冷時會緊繃，怕冷的人可事先用乾燥機等溫暖寢具。

電熱毯、電暖袋會妨礙皮膚表面放熱，建議在就寢的同時關掉電源。

手腳冰冷的女性多會穿著襪子入睡，但如果可以的話，請在睡覺時脫掉。

襪子也會妨礙腳部的放熱，降低熟睡度。

睡前聆聽喜愛的音樂、做些伸展操緩解身體的緊繃等等，選擇自己喜歡的方法放鬆。

當手腳變得暖和的時候，就表示該睡覺了。

躺上床鋪，等待舒適的睡眠到來吧。

熟睡技巧⑦

不讓情緒高漲的房間較為理想

總之布置成能夠放鬆的房間

接著要介紹的是，整頓獲得優質睡眠的環境。
你現在的寢室是什麼樣的狀態呢？
看看下頁插圖統整的房間重點吧。
睡前1小時，關掉電視、智慧手機的電源，音樂也選擇輕柔的樂曲……

引導最佳睡眠的理想房間

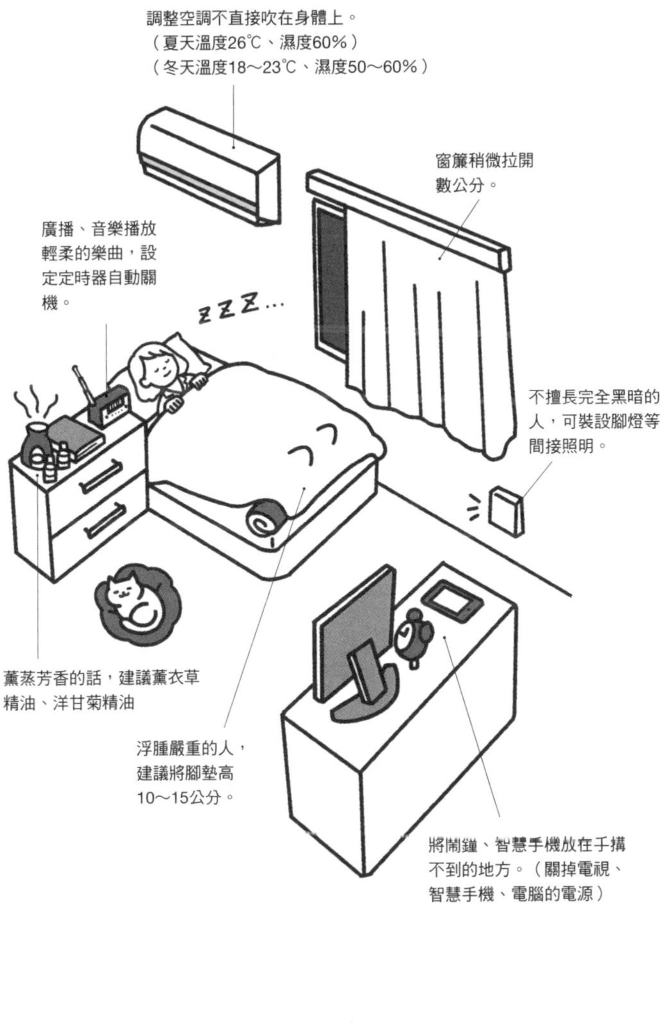
調整空調不直接吹在身體上。
（夏天溫度26℃、濕度60%）
（冬天溫度18～23℃、濕度50～60%）
窗簾稍微拉開
數公分。
廣播、音樂播放
輕柔的樂曲，設
定定時器自動關
機。
Z Z Z…
不擅長完全黑暗的
人，可裝設腳燈等
間接照明。
薰蒸芳香的話，建議薰衣草
精油、洋甘菊精油
浮腫嚴重的人，
建議將腳墊高
10～15公分。
將鬧鐘、智慧手機放在手搆
不到的地方。（關掉電視、
智慧手機、電腦的電源）

如圖所示，總之盡量整頓成「能讓內心平穩、精神放鬆的環境」。睡前需要抑制掌管活動、興奮的交感神經，激活副交感神經，所以**寧靜、少刺激的房間較為理想**。

環境黑暗有助於睡眠，將窗簾關起來會比較好，但使用遮光窗簾等的場合，早上會過於昏暗，光線無法進入。

如同前面的說明，早上的陽光會促進頭腦清醒，昏暗環境可能妨礙早上的清醒。將床簾拉開數公分，布置成陽光能夠自然射入的環境吧。

夏天事先降溫、除濕；冬天事先加溫、加濕等等，調整溫濕度也是舒適睡眠的訣竅。

有些東西會讓你無意識地分心

除此之外，請確認寢室內有沒有其他妨礙睡眠的東西。

舉例來說，雖然可能令人意外，但**鏡子、天花板的橫梁也會妨礙睡眠。**

鏡子會反射睡覺時的姿態，無意識地覺得有人存在；天花板的橫梁位於頭上方時，會無意識地感受到壓迫感。這些都會讓神經興奮，造成睡眠深度變淺。

為了讓敏感的腦部休息，電源線等建議不要放在枕頭附近。

雖然觀賞植物具有放鬆的效果，但到了晚上會排放二氧化碳，所以不建議放置於寢室內。將植物放在玄關、客廳吧。

透過「耳朵」與「鼻子」提高放鬆效果

寧靜的環境適合睡眠。

研究指出，一般超過40分貝會難以入睡，超過55分貝就無法熟睡。就寢時習慣聽廣播、音樂的人，建議調至不構成刺激的音量，並設定定時器等自動關掉電源。

另外，使用芳香放鬆也是不錯的選擇。芳香精油中，薰衣草、洋甘菊具有高鎮靜效果。如果有能讓自己平靜的喜愛香氣，不妨置於寢室薰蒸，沒有特別講究的人不使用也沒關係。

好的睡眠來自「舒適愜意」。**透過「耳朵」與「鼻子」，將寢室布置成能讓自己放鬆的環境吧。**

熟睡技巧⑧

選擇能夠維持「自然站立姿勢」的寢具

為了能夠適度翻身……

研究指出，一般人每晚會翻身20～30次。即便認為自己老實睡眠，身體還是會翻動如此多次，這是因為翻身具有下面這些功用：

①藉由切換快速動眼睡眠與非快速動眼睡眠，調整睡眠節律。

②藉由交換棉被內的空氣，調整溫度與濕度。

③促進血液循環（預防僅有身體一部分受到壓迫）。

早上起來身體僵硬或者感到腰痛的人，可能是翻身的次數不夠多的緣故。為了能夠適度翻身，床墊、墊褥需有某種程度的硬度、反彈性。

仰躺睡覺時，如果腰部陷下去的話，很有可能是寢具過於柔軟。腰、大腿的背側懸空，則是身體曲線跟寢具的硬度不合。

兩種情形都會對身體的一部分造成負擔，妨礙到睡眠時的翻身。床墊，**從側面看要能夠維持「自然站立姿勢」的硬度最佳**。

枕頭也是，「脖子跟自然站立時相同的狀態」的高度，最不會造成負擔。請參考200頁的圖片，試著檢查枕頭的高度。

床墊不可過於柔軟

理想的床墊

均衡支撐整個身體，從側面來看時，身體如同筆直站立的姿勢。

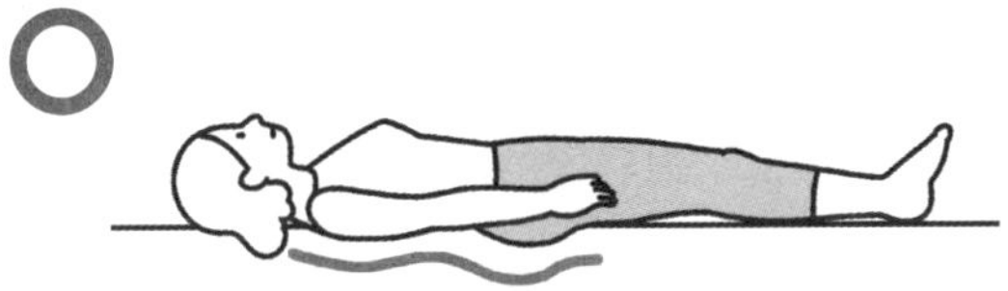

過於柔軟的床墊

腰部等嚴重下陷，造成負擔過強。

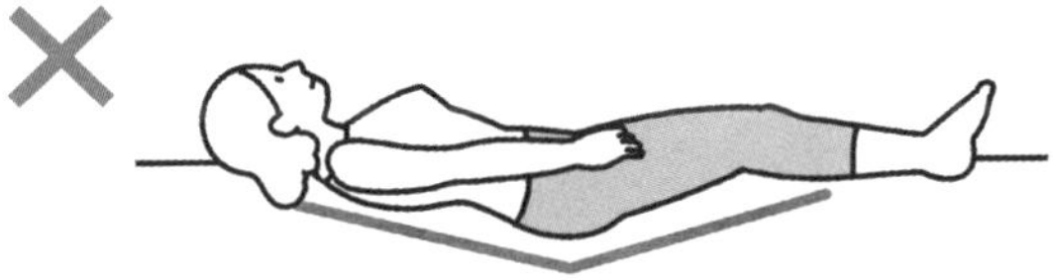

根據脖子的角度選枕頭

理想的枕頭

過低、過高都會對脖子造成較大的負擔。

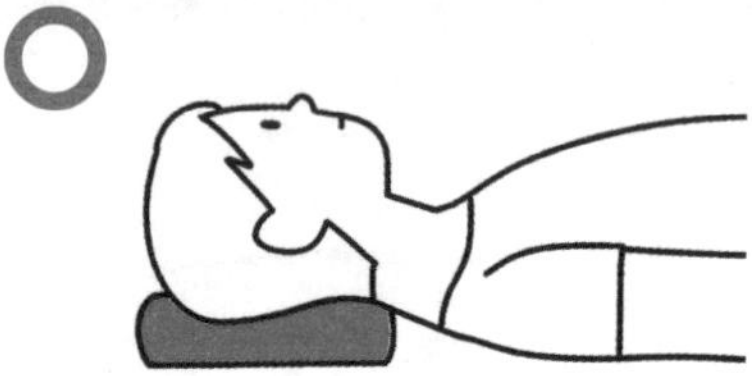

用智慧手機拍攝

90度轉為縱向時
看起來像是自然站立的
姿勢就行了。

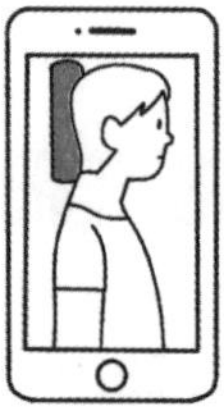

✕ **過低的枕頭**

下巴過於後仰

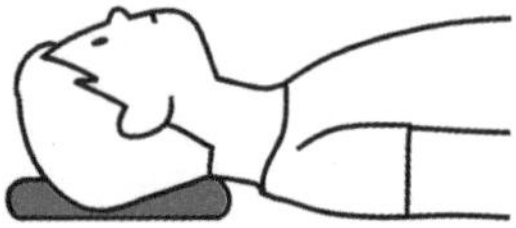

✕ **過高的枕頭**

壓迫到呼吸道

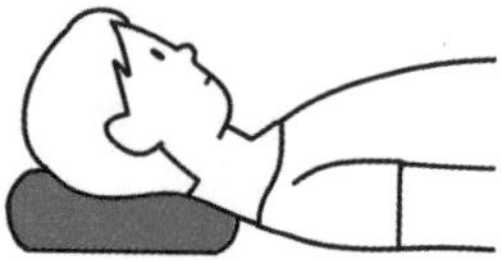

選擇不會太重的棉被

棉被盡量選擇輕盈的產品吧。即便天氣寒冷，毛毯、棉被重到難以翻身的話，也會降低睡眠品質。

這在前面已經提過，睡著瞬間身體暖和，能夠順利從身體表面放熱，是熟睡的條件。

就「產熱」來看，想要有效地暖和身體、促進血液循環，**建議使用具有遠紅外線（生長光線）效果的寢具**。

另外，人在睡眠時會放熱，全身汗腺都會運作，即便環境不熱也會流汗。流汗量約超過１００毫升（２分之１個杯子）。

床單、被套選擇吸濕性、放濕性高的產品吧。

穿著乾淨的睡衣，飲用一杯水再就寢

「身體受到拘束」、「悶熱到睡不好」都是安眠的大敵。睡衣選擇寬鬆舒適、翻身時容易動作的產品吧。

跟寢具一樣，睡衣也建議選擇透氣性、吸水性高的材質。如果睡衣不吸汗讓身體濕濕黏黏的話，會造成熟睡度降低。相較於化學纖維，棉、絲綢等自然素材比較好。另外，建議每天換洗吸滿汗水的睡衣，讓自己能夠好好睡上一覺。

想要促進放熱，睡前可飲用一杯左右的常溫水。雖然有些人擔心半夜爬起來如廁，晚上選擇盡量減少飲用水分，但這會增加血液的黏性，可能引起高血壓、心肌梗塞，相當危險。

睡前，還有早上起床後，都請務必補充水分。

趁身體還健康的時候，改變睡眠方式

預防勝於治療

如同本書開頭的介紹，睡眠是不需花費金錢、體力，任誰都能每天進行的身體維護。

說睡眠是終極的「簡易健康法」也不為過。

大家都說疾病要及早發現、及早治療，但僅靠每年一次的健康檢查，想要實際及早發現疾病，是相當困難的事情。

比起發現、治療疾病，提高睡眠品質才是保持年輕、活得健康的捷徑。

考量到腦內老舊廢物的堆積、對血管的損傷，建議盡可能在30歲以前，還沒有疾病纏身的時候，就改善睡眠方式。

體力降低、掉髮、長白髮、肥胖等等，身體老後會逐漸出現這些警訊。

重要的是，在疾病纏身之前，先打造不易生病的身體。抱著「預防」勝於「治療」的心態，走出少身體負擔、少金錢負擔的人生。

☀ 即便已經是「亞健康」……

亞健康置之不理的話，會逐步向疾病邁進……但愈早注意到亞健康，愈容易恢復「健康」的狀態。

疾病並非突然來報到。

人人都是先經過亞健康，才到達生病的狀態。

然後，發出亞健康警訊的是，與細胞直接交換物質的微血管。

請重新意識平常沒有注意的微血管，改善每天的睡眠品質。

即便沒辦法每天取得充足的睡眠時間，只要如同本書所介紹，提升剛入睡後的熟睡度，就能促進讓細胞恢復再生的荷爾蒙分泌。

超過100歲仍繼續行醫的秘密

前面開頭提到的日野原重明醫生，直到105歲去世之前，不斷為病人看診。據說他對自己定下一些規則，如小量飲食、每天運動、腹式呼吸、確保睡眠時間等等，每天過著規律的生活。

這樣的生活能夠保持自律神經的平衡，讓白天活動、夜晚休息的開關順利切換，馬上獲得優質的睡眠。

不健康、不自由的人生與健康、自由的人生，你想要哪一種生活呢？

請試著從今天開始改變睡眠方式，讓自己快樂健康生活到１０５歲吧。

第4章的統整

◆比起早睡，先做到早起。

◆在上午沐浴陽光。

◆色胺酸、維生素B6能夠提升睡眠品質。

◆傍晚運動有助於就寢時降低體溫。

◆睡前2小時不讓眼睛接觸強光。

◆藉由舒適的環境與寢具，讓自己睡得深沉。

我的
「最佳睡眠」
經驗談

改善血液循環才是最好的良藥！妻子時隔8年為我準備便當

山梨縣 M.T先生 60歲

內人從15年前就為失眠所苦，常常抱怨：「我好想好好睡一覺……。」

8年前又因甲狀腺異常造成肝功能低下，動手術切除大腸瘜肉後，出現心律不整、憂鬱症狀，經常被救護車送至醫院。

內人過去每天必須服用醫生開的大量藥物。令人擔心的是，開車出門時東撞西撞。車子和我們的心都已經凹凹洞洞的，實在教人沮喪。

就在這個時候，從認識的人那邊得知血液循環與睡眠的關係，於事決定履行完美睡眠。

經過一陣子後，內人的體溫回升、氣色有所改善，也重新找回笑容。現在服用的藥量也逐漸減少。

最令人高興的是，內人時隔8年為我準備便當。內人之前無法從事自己喜歡的料理，應該感到相當難受吧。現在，內人每天都會準備愛妻便當，靠著好的睡眠獲得內心的平靜。

後記

感謝各位閱讀到最後。

睡眠是生存不可欠缺的生理現象，也是任誰都能夠簡單實踐的健康法。

睡眠佔了每天3分之1的時間，在人生105歲的時代，一生會花費長達30萬小時的時間在睡眠上。

不健康的狀態並非一天所造成的。

最近的流行用語「睡眠負債」，也在闡述同樣的道理。失眠、熬夜、短時間睡眠等，都是阻礙健康的「借貸」。

長期不斷累積「睡眠負債」，身體就會慢慢生病。

因此，每天確保最大的睡眠時間，還是維持普通的睡眠，亦或是降低睡眠品質，老後的健康將會有180度的大轉變。

本書所追求的是，快樂健康生活到105歲的睡眠、最高品質的「完美睡眠」。

如同前面的說明，這是暖和身體、促進血液循環，最大限度擴展睡眠潛力的完美睡眠。

健康相關的書籍大多是以身體健康為目的，但本書是以更高層次的幸福為目標。

我們所追求的是，透過健康獲得滿足下面「六項幸福基準」的幸福人生。

①經濟上的幸福
②社會上的幸福
③健康
④家庭上的幸福
⑤教養
⑥精神上的安定

實踐完美睡眠夠提升工作效率，讓自己有能力從事高收入的工作。學習變得有效率，教養也跟著增加。

工作能力提升且富有教養，社會上的信用也會跟著提升。

情緒安穩、抗壓性變強，自我滿足度也就跟著上升。

因為精神上安定，家庭也就幸福。當然，自己疲憊時睡一覺便能恢復，也可以抱持身心健康。

這些是完美睡眠追求的最終目的。

不曉得為什麼日本是幸福感度低的國家。

根據美國輿論調查公司發表的國家別「世界幸福度調查2017」，日本的主觀幸福度排名第55，是G7的吊車尾。

乍看之下，社會和平、物資豐沛的日本很幸福，但其實並不幸福。不覺得這樣挺悲哀的嗎？

日本人嚴謹踏實、心地善良，真的就是勤勉的典範。筆者強烈期望日本人每天能夠過得更加幸福。

筆者相信實踐完美睡眠後，能夠滿足幸福的六項目，增加日本人的幸福感度，進而提升日本的幸福度。

關於本書的執筆，我們要在這邊感謝提供協助的醫生，分享「最佳睡眠」經驗談的朋友，真的非常謝謝您們。

最後也由衷地感謝各位讀者。

期許各位從今天開始實踐完美睡眠，獲得健康活到１０５歲的身體。

大谷憲

片平健一郎

【作者簡介】

大谷憲

安眠博士、不賣藥的藥劑師、日本睡眠醫學協會理事長、PMC股份有限公司代表董事。

1965年生於富山縣，東北醫科藥科大學藥學系畢業後，取得藥劑師執照，曾於世界知名的製藥公司，向醫院販售高血壓藥物、安眠藥等等，但因藥物副作用失去祖父，對現代醫療的看診方式產生疑問，任職五年後便辭職。認為不用藥提高自然治療力的關鍵，在於「血液循環」與「睡眠」。

1990年創立批發販售替代醫療相關商品的Z-CREST股份有限公司。

2002年創立醫療器材製造販售的PMC股份有限公司。現在從事「完美睡眠」的啟蒙運動，以替代醫療、預防醫學為中心思維，提倡任誰都能健康活到105歲的健康法。

實踐完美睡眠的結果，儘管年屆52歲，平常體溫卻為37℃，AGE檢測儀量測的體內年齡為20歲左右、血管年齡為30歲。

片平健一郎

血液循環顧問、日本睡眠醫學協會理事、骨盤治療師協會理事、日本催眠應用醫學會理事、PMC股份有限公司東京辦事處代表、整合健康（Holistic Wellness）股份有限公司代表董事。

1975年出生於宮城縣，接受超過兩萬人血液循環的諮詢後，得知微血管的血液循環才是影響健康、亞健康、生病的關鍵，認為活得健康長壽的有效方法在於「睡眠方式」。現在致力於推廣藉由改善血液循環，完全享受睡眠效果的「完美睡眠」活動。

實踐完美睡眠的結果，微血管恢復得非常健康，儘管年屆43歲，平常體溫卻為37℃，原本應該隨著年齡增長減少的抗壓荷爾蒙FHEA-S，分泌量媲美12歲孩童。

好書推薦

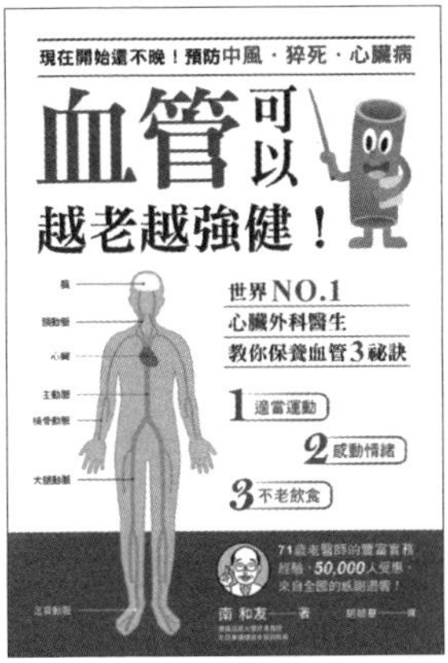

血管可以越老越強健！

14.8x21cm　224 頁
單色印刷　定價 280 元

高齡 70 歲的心臟外科醫生還能繼續執刀？

原來是血管年齡只有 50 歲！

強健的血管帶來無窮的活力

了解快樂與健康管理的界線，保持健康的同時亦能享受人生樂趣。

「健康」應該如何定義？

大多數人會認為健康就是「沒有生病、身體沒有異狀」。但是，這樣的觀念實在是大錯特錯，甚至有時非常危險。真正的健康，是指「積極向上、充滿活力，有著堅韌不拔的精神，以及活力充沛的身軀」。

腦部、心臟等內臟器官及肌肉，是透過血液中的氧氣與養分來促進活絡，並且發揮作用。人類所爆發的生命力，是由運送血液的血管力量所引出。也就是說，血管的力量左右著我們的健康。

然而，一旦血管的力量變差，身體卻幾乎不會出現自覺症狀。血管的力量在不知不覺中一直變差，就成為一個身體看似相當健康的人驟逝的主因。想要活得長久又有元氣，保持強壯的血管就是最重要的一件事。

好書推薦

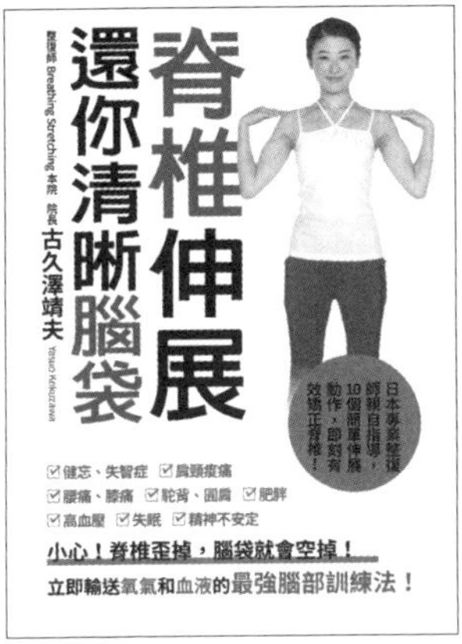

脊椎伸展
還你清晰腦袋

14.8x21cm　192 頁
部份全彩　定價 280 元

您知道嗎？脊椎與失智症大有關連！日本專業整復師親自指導
10 個簡單伸展動作，有效矯正脊椎即刻輸送氧氣和血液到腦部！

歪掉的脊椎會阻礙血流與氧氣輸送至腦部，並使神經的傳導變差。如此一來，便會造成腦部機能下降，使得腦袋「走了三步就忘光」。

若是想要使這樣的腦袋煥然一新，整復脊椎就是最快速的捷徑！

脊椎整復伸展操的最大目的，是為了放鬆全身上下，矯正歪曲的身軀，使頭腦與身體得以完整發揮原本所擁有的力量。

藉由每日十分鐘的脊椎整復伸展操，一口氣趕走腦袋裡的朦朧霧氣，讓你的腦袋變得清晰又舒暢！

本書作者為身兼院長的專業整復師，對於整復、瑜珈等皆有深入的研究與心得。書中除了介紹每天只要「花上短短 10 分鐘」就能達到整復脊椎效果的伸展操之外，還針對脊椎的重要性與相關保健觀念做出介紹。

TITLE

今晚就秒睡！

STAFF

出版	三悅文化圖書事業有限公司
作者	大谷 憲　片平健一郎
譯者	丁冠宏
總編輯	郭湘齡
文字編輯	徐承義　蕭妤秦
美術編輯	許菩真
排版	靜思個人工作室
製版	明宏彩色照相製版有限公司
印刷	桂林彩色印刷股份有限公司
	紘億彩色印刷有限公司
法律顧問	立勤國際法律事務所　黃沛聲律師
戶名	瑞昇文化事業股份有限公司
劃撥帳號	19598343
地址	新北市中和區景平路464巷2弄1-4號
電話	(02)2945-3191
傳真	(02)2945-3190
網址	www.rising-books.com.tw
Mail	deepblue@rising-books.com.tw
本版日期	2020年6月
定價	280元

國家圖書館出版品預行編目資料

今晚就秒睡！ / 大谷憲, 片平健一郎作；丁冠宏譯. -- 初版. -- 新北市：三悅文化圖書, 2020.01
224面；13 X 18.8公分
ISBN 978-986-97905-8-1(平裝)

1.睡眠 2.健康法

411.77　　108020762